federleicht furchtlos

Kröne dich zur Heldin deines Lebens

Das Buch

»federleicht furchtlos« ist ein Selbstfindungsbuch für alle, die ihre Heldinnenreise meistern wollen, und gleichzeitig eine Affirmation für ein mutiges und echtes Leben voller Goldstaub und Magie. Es beschreibt die Reise zum Selbst in einem magisch-mystischen Stil – bis hin zur finalen Krönung der Heldin, wenn sie sich ihrer Essenz und Vollkommenheit bewusst wird. »federleicht furchtlos« gibt als inspirierender Wegbegleiter gedankliche und praktische Impulse für mehr Mut im Leben.

Die Autorin

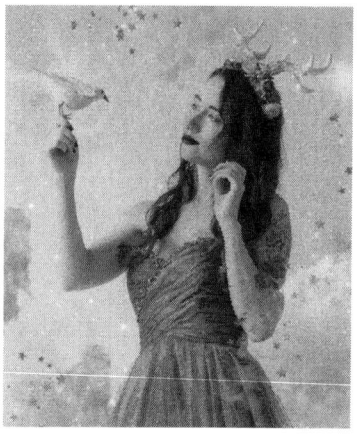

Mia Gries, geboren 1986 im Ruhrgebiet, ist Geschichtenerzählerin und Aktivistin für die Wiederverzauberung der Welt.

Sie beschäftigte sich im Germanistik- und Anglistikstudium intensiv mit Mythen und Märchen. Als sie auf die Konzepte der Heldenreise von Joseph Campbell und Heldinnenreise von Maureen Murdock stieß, erklärte ihr sich plötzlich die Matrix einer guten Story – und sie fand den Schlüssel für die Wiederverzauberung des Lebens durch Geschichten.

Mia Gries lebt und arbeitet als freie Storytelling-Texterin und Lektorin in Saarbrücken. Ihre Mission ist es, mit ihrem Goldstaub die Welt und die Leben anderer Menschen ein Stück schöner und magischer zu machen.

MIA GRIES

federleicht furchtlos

KRÖNE DICH ZUR HELDIN DEINES LEBENS

Impressum

1. Auflage 2021
Copyright © 2021 Michèle Anna Gries
https://federrauschen.de
hallo@federrauschen.de
Instagram: @federrauschen

Kapitelillustrationen: Markus Hoffmann, voa.ink

Covergestaltung: Désirée Riechert, www.kiwibytesdesign.com

Lektorat: Jacqueline Luft, lektorat-silbenglanz.de

Satz und E-Book: Constanze Kramer, coverboutique.de

Autorinnenfotos: Selina Semeraro, deine-marketingbegleiterin.de

Bildnachweise: © CG, © Uwe Bergwitz, © WinWin,
© Elegant Solution – stock.adobe.com

Herausgeberin: Michèle Anna Gries
Krämersweg 6, 66123 Saarbrücken

ISBN Paperback: 978-3-949581-12-0
ISBN des E-Books: 978-3-949581-13-7

Bibliografische Information der Deutschen Nationalbibliothek:
Die Deutsche Nationalbibliothek verzeichnet diese Publikation in der
Deutschen Nationalbibliografie; detaillierte bibliografische Daten sind
im Internet über http://dnb.dnb.de abrufbar.

für die heldinnen vor mir
mit mir
nach mir
und die heldin in mir.

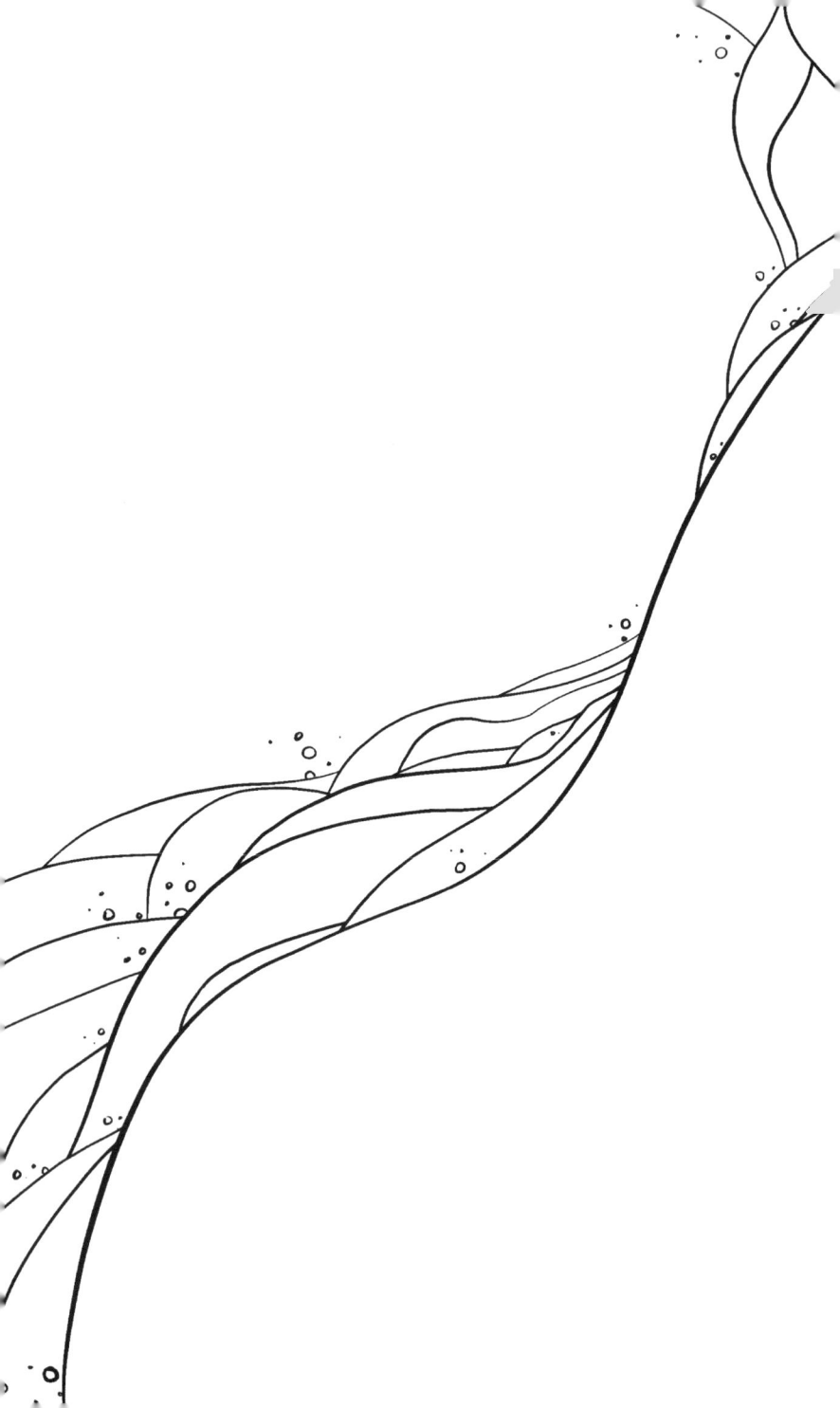

INHALT

Was steht für dich in meinen Karten? *9*

Vorwort: Hallo, Heldin! *13*

Die Fabel vom besonderen Vogel *23*

Losgehen *31*

Verbünden *51*

Kämpfen *73*

Reflektieren *85*

Hinabsteigen *103*

Wiedervereinen *123*

Heilen *135*

Krönen *153*

Nachwort: Du bist federleicht furchtlos *167*

Ressourcen für deine Heldinnenreise *169*

Federseele *172*

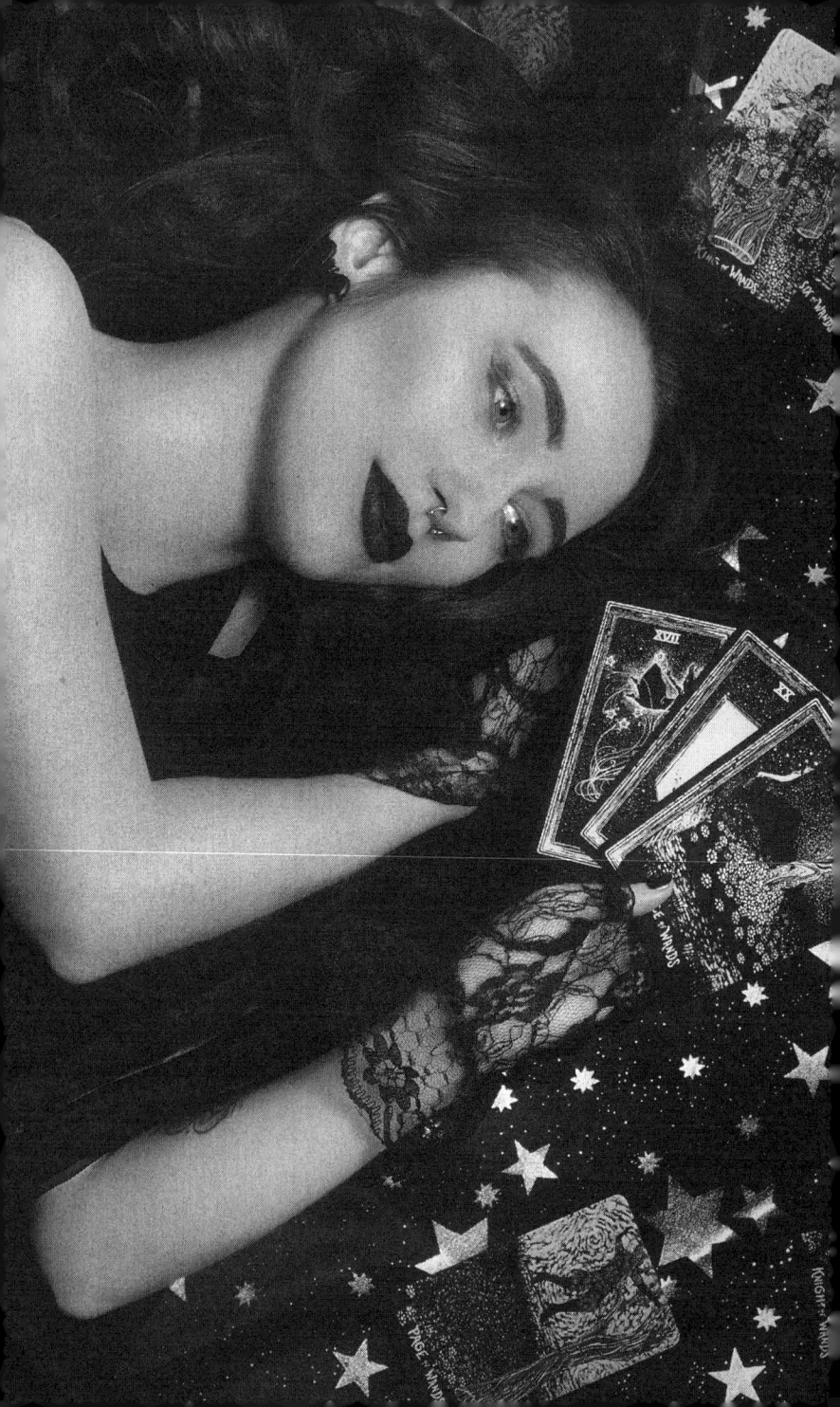

WAS STEHT FÜR DICH IN MEINEN KARTEN?

Hallo, Heldin!

Ich sehe dich in meinen Karten ... Sie zeigen mir eine Geschichte voller Berge und Täler – deine Geschichte. Licht und Schatten. Freude und Schmerz. Leichtigkeit und Schwere. Eine Gefühlslandschaft voller verborgener Geheimnisse und Schätze, die du vielleicht noch nicht einmal selbst kennst.

Ich sehe, dass du dich in deiner Vergangenheit von dir entfernt hast. Zu stark war dein Wunsch danach, sich dem zuzuwenden, was die Menschen allgemein unter Erfolg verstehen. Dem Konzept, das auch du adoptiert hattest. Du musstest einige Hürden überwinden und Ungeheuer besiegen, um diesen Weg zu gehen. Und du wurdest für deine Anstrengungen belohnt.

– Oder doch nicht? –

Du verirrtest dich auf diesem Abschnitt deiner Reise. Alles wurde dir fremd. Du wurdest dir fremd. Ein Gefühl von Leere erfüllte dich. Dein Erfolg war nur eine Illusion, so unwahr wie ein hartnäckiges Gerücht. Du spürtest den Drang nach Ruhe und Veränderung, abseits des Weges, auf dem sich alle dem zuwandten, was sie unter Erfolg verstehen. Du spürtest den Drang nach tiefster Veränderung.

Und du fandest sie auf einer Reise in dein innerstes Selbst: Du entdecktest etwas Ursprüngliches, das sich uralt und vertraut anfühlte. Schatten und Licht. Licht und Schatten. Eine dunkle Göttin, von der sich die wenigsten getrauen, zu sprechen, und die noch wenigere wirklich kennen. Du überwandest deine Angst und stelltest dich ihr. Dadurch lerntest du, Negatives als Teil von dir anzuerkennen, und du konntest umso klarer sehen, was das Positive in dir ist. Du kamst transformiert wieder aus dieser intensiven Phase.

Ich sehe, dass dir Heilung widerfährt. Deine feminine und maskuline Seite, die einst verwundet und voneinander entfernt waren, werden eins. Du schließt Frieden mit deiner Vergangenheit und integrierst sie in deine eigene Geschichte. Das tust du voller Stolz und Macht. Du vervollkommnest dich selbst, du bist in Balance. Du findest deinen Goldstaub, nimmst deine Ängste an und steigst federleicht furchtlos in höhere Sphären auf. Du krönst dich selbst zur Heldin deines Lebens. Du bist deine eigene Erschafferin. Jetzt weißt du, wie dein Weg weitergehen wird – mutig und selbstbestimmt. Federleicht furchtlos!

Hast du dich in meinen Karten wiedererkannt, Heldin?

*Habe ich deinen, bisher in dir verborgen gebliebenen,
Mythos beschrieben?*

*Befindest du dich auf diesem Weg und suchst du eine Begleiterin,
die dir hilft, ihn zu meistern?*

*Dann lies weiter und setze deine Reise fort – im Großen wie im
Kleinen. Das Ziel, die Vollkommenheit, scheint schwer erreichbar
zu sein. Doch wenn du bereit bist, wirst du dort ankommen.*

Ich glaube an dich, Heldin!

*Nimm meine Hand im Geiste oder finde die nötige Kraft in dir.
Wenn du dich für diesen Weg entscheidest, hast du schon alles
gefunden, was du dafür brauchst. Jetzt ist es nur noch an dir,
deine Macht zu entfesseln.*

Fliegen wir los!

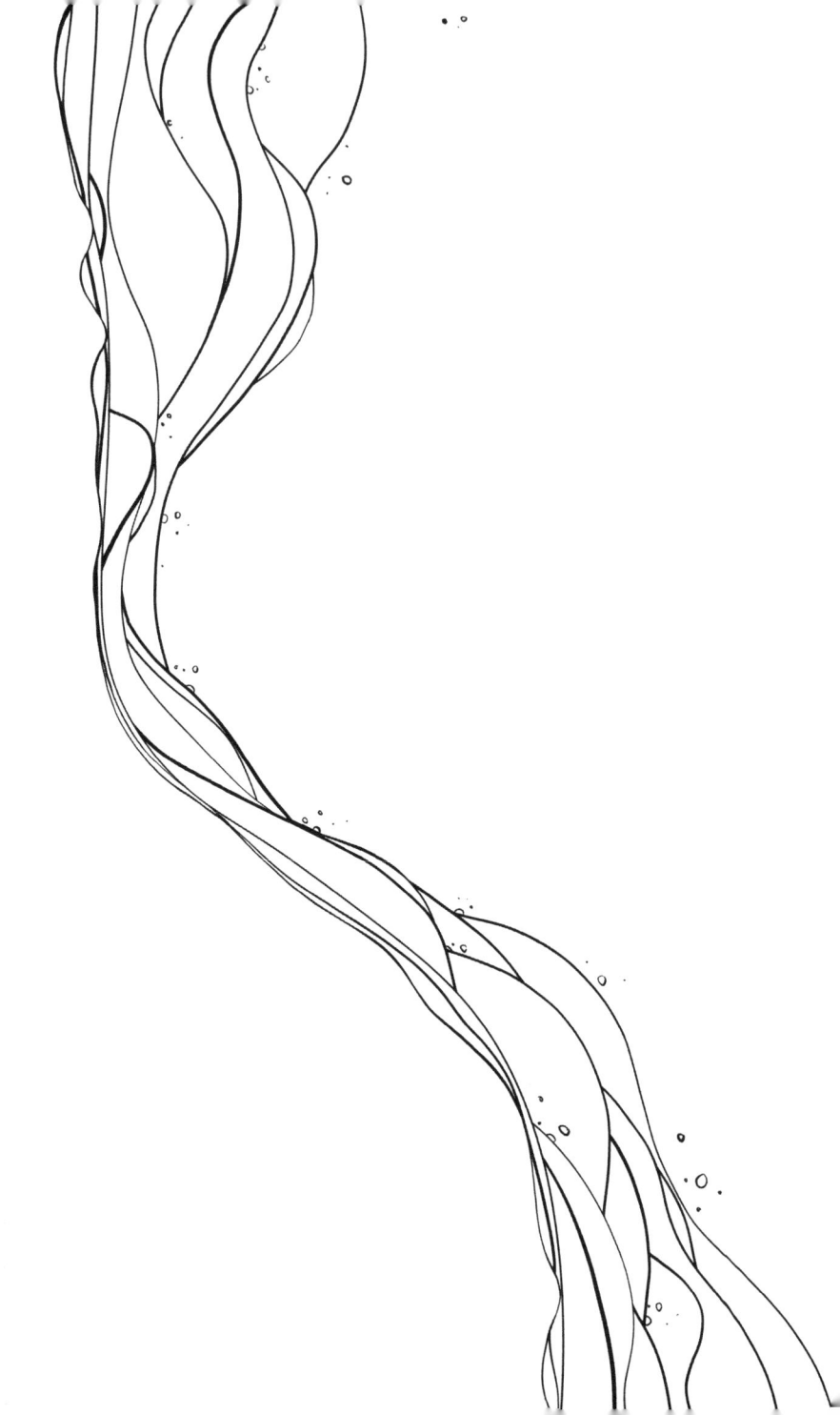

VORWORT: HALLO, HELDIN!

S pricht dich diese Begrüßung an – oder (noch) nicht? Selbst wenn du dich fühlst, als sei ein anderer Mensch damit an deiner statt gemeint, habe ich eine Nachricht für dich: In dir steckt eine Heldin. Gleichzeitig steckt in dir ein Held, und alles jenseits dieser Dualität. Damit sind keine schwert-schwingenden Krieger*innen oder fliegende Superheld*innen mit Cape gemeint. Sie sind etwas Tieffliegenderes: Die Heldin und der Held sind Konzepte, die in uns allen in einer bestimmten Aus-prägung leben, unbewusst oder bewusst. Sie beschreiben weder einen Zustand noch sind sie von sozialen Aspekten abhängig. Das Konzept der Heldin und des Helden kommt aus einer kollektiven Quelle zu dir, auf die alle Menschen Zugriff haben.

Du wächst mit einer Seite dieser Medaille auf. Jede*r hat einen eigenen Hintergrund, durch den uns eine dieser Seiten vertrauter ist als die andere. Aber es ist genauso wichtig, dass du auch die andere kennenlernst und annimmst. Du wirst dir Fragen stellen wie »Was davon erlebe ich?«, »Wie erlebe ich es?« und »Was war mir bisher nicht bewusst?«

Daran wirst du wachsen, und schließlich zu einem Punkt ge-langen, der diese Schlucht schließt. Heldin und Held werden eins, und so verwandelst du dein Dasein in etwas Neues, Eigenes, das jenseits aller (gesellschaftlichen) Ansprüche an dich liegt. Du lebst deine eigene Geschichte, auf deine eigene Art und Weise, und du bereicherst die Welt mit deiner eigenen Stimme.

Das Bewusstsein für diese ursprüngliche Kraft und die Möglichkeit, vollkommen zu sein, soll dieses Buch in dir aktivieren und stärken. Dafür wurde es geschrieben. Dafür hat es zu dir gefunden. Danke dir selbst, dass du diese Reise nun beginnst! Starten wir mit einem Gedankenspiel, das dein Herz für diese Idee öffnet …

Stell dir vor, du gehst deinen gewöhnlichen Weg. Wie jeden Tag machst du dir dein Lieblingsheißgetränk, dann gehst du raus, widmest dich deinem Hobby oder setzt dich an den Computer. Doch plötzlich spürst du den unbändigen Drang, rennen zu wollen. Du stehst auf, du verlässt dein Nest, dein Haus – und du rennst los.

Einen Fuß vor den anderen, immer schneller. Du spürst den Wind im Gesicht, und alles um dich herum verschwimmt. Du bist voller roher, ursprünglicher Energie und stößt dich mit deinem starken Fuß vom Boden ab, um diese Kraft nach außen hin zu entfalten. Du schwebst, du fliegst. Deine gewohnte Welt wird kleiner und kleiner, du steigst höher und höher.

Du fühlst dich unglaublich leicht, federleicht furchtlos – und du erreichst die Sterne, die du sonst nur aus weiter Entfernung gesehen hast. Der blasse blaue Punkt da unten ist die Erde. Du schaust von oben auf sie hinab. Während du im Universum schwebst, fragst du dich, wie du so schnell an diesen Punkt gekommen bist. Es kommt dir sehr surreal vor. Passiert das gerade wirklich …?

Hallo, Heldin, ich bin Mia! Ich bin dein Guide durch dieses Buch, und wenn du willst, auch für ein Stück deines Daseins auf unserem wunderschönen Planeten. Wünschst du dir mehr Leichtigkeit in deinem Leben? Oder willst du dich furchtlos fühlen – um so sein zu können, wie du wirklich bist? Du willst dein Potenzial leben und vollkommen sein? Dann hast du das richtige Buch für dich gefunden. Ich bin eine Träumerin, wie du. Ich bin auch tagtäglich mit einer entzauberten Welt konfrontiert. Doch ich habe es geschafft, mir ein Stück Magie zu erhalten und es zu kultivieren. Mein Rezept für dieses Lebensgefühl möchte ich mit dir teilen. Wir Träumer*innen und Wundersamen haben es nicht immer leicht, aber deswegen müssen wir noch lange nicht der Schwermut verfallen! Es ist wichtig, dass Menschen wie wir die Welt wiederverzaubern und sie mit unserer Essenz – unserem ganz eigenen Goldstaub – bereichern.

Wie wir das schaffen? Wir gehen zusammen auf deine Heldinnenreise! Wir beginnen mit den ersten zaghaften Schritten. Schon bald darauf finden wir deine Verbündeten, bezwingen Hindernisse, reflektieren Errungenschaften, erreichen schließlich den Zustand der Heilung und beenden die Reise mit deiner Krönung. Bestimmt hast du es schon gespürt, bewusst oder unbewusst: Eine Heldin lebt in jedem Menschen, und genauso ein Held. Sie und er leben im Großen und im Kleinen. Sie müssen gleichermaßen wachsen, in allen von uns. Und: Dieses Prinzip hat nur auf den ersten Blick etwas mit dem Geschlecht zu tun. Vielmehr beschreibt der jeweilige Weg der Heldin und des Helden den Fokus der Reise: die Innenwelt heilen oder die Außenwelt ordnen. Und es ist egal, wie du dich selbst einordnest – du trägst immer feminine und maskuline Energie in dir. Sonst wärst du nur ein halber Mensch. Somit freue ich mich über alle, die sich nicht als Frauen identifizieren, trotzdem dieses Buch lesen und die Heldin in sich aktivieren wollen. Denn jede*r von uns kann von beiden Reisen etwas lernen!

Die Heldenreise ist eine nach außen orientierte Reise: Wir interagieren mit der Außenwelt und ordnen sie. Lange wurde hauptsächlich diese Story erzählt, in epischen Mythen und mündlich tradierten Geschichten sowie in der Neuzeit in Bewegtbildern und Literatur: Ein Held verlässt sein Paradies, findet seinen (oft alten und weisen) Mentor, kämpft in einer übernatürlichen Welt gegen einen ihm feindlich gesinnten Drachen (wahrhaftig oder figurativ), findet auf seiner Reise eine Essenz, nimmt sie aus der Wunderwelt mit in die normale Welt, kehrt zurück, bringt Ordnung in sein Königreich und regiert es zusammen mit seiner Königin. Diese kann sein Lebenssinn und Lebensdrang, die Anima, sein. Oft sind die weiblichen Charaktere eher passiv, aber trotzdem wichtig für die Storys und die Entwicklung des Helden. Dieses Konzept kommt dir bestimmt aus vielen Filmen, Serien und Büchern bekannt vor, oder? Das liegt daran, dass viele Autor*innen sie für Romane und Drehbücher anwenden.

Mein Lieblingsbeispiel für die klassische Heldenreise ist »Der König der Löwen«. In diesem Film sind alle Schritte, die ich oben genannt habe, sehr deutlich zu sehen. Bereits das Titellied »Der ewige Kreis« (ursprünglich: »*The Circle of Life*«) bezieht sich auf diesen Zyklus, der sich immer wiederholt.

Schon als Kind hast du vielleicht gespürt, dass diese Geschichte wichtig ist – wozu die erstklassige Umsetzung der Heldenreise bestimmt beigetragen hat. Wenn wir bemerken, dass wir uns mit einer bestimmten Geschichte besonders stark identifizieren können oder wenn sie uns intensiv berührt, sind darin Wahrheiten enthalten, die über unser persönliches Bewusstsein hinausgehen. Sie sind ein Wegweiser für uns, der uns zeigt, wie unsere eigene Reise ablaufen kann.

Doch diese bekannte und beliebte Geschichte ordnet nur eine Seite in uns: die maskuline. Würden wir bloß diese Story leben, wären wir nur halbe Menschen. Wir hätten einen Antrieb dazu, Meisterhaftigkeit zu erreichen und Hindernisse zu überwinden. Wir hätten am Ende der Reise ein geordnetes Leben. Aber was uns fehlen würde, wäre der Lebenssinn. Wie bereits oben angemerkt, regiert der gekrönte Held oft mit der Anima an seiner Seite. Sie ist diejenige, die seinem Wirken eine Bedeutungsebene jenseits des sichtbaren Erfolgs verleiht.

Die Anima ist laut dem Psychoanalytiker C. G. Jung ein Erfahrungsbegriff und der Anteil der Psyche, der uns beseelt. Ohne seine Anima hätte der Held zwar ein innerliches Streben und würde seine Ziele erreichen, aber könnte ihnen keinen Sinn abgewinnen. Alles, was er schafft, wäre bedeutungslos. Er wäre rastlos, würde immer wieder neue Höhen erreichen wollen und Abenteuer über Abenteuer erleben – jedoch, ohne etwas Sinnhaftes daraus ziehen zu können. Die ganze Arbeit wäre eine sinnlose Kraftanstrengung. Er wäre ein gefeierter und erfolgreicher Held, aber sein Leben wäre trotzdem leer.

Die feminine Seite geht auf ihrer Heldinnenreise nach innen. Ihr Weg beginnt dann, wenn das Königreich im Außen scheinbar geordnet und die Heldenreise beendet ist: Der Erfolg hat sich eingestellt, sie wird wahrscheinlich sogar bewundert für ihre Errungenschaften – aber sie bemerkt, dass das nicht alles ist, wonach sie strebt. Sie fühlt, dass sie die Leere in ihrem Inneren füllen will. Anders als die maskuline Seite spürt sie, dass sie sich von innen heraus heilen muss: Nur so kann sie einen Zustand der Balance und Vollkommenheit erreichen und sich krönen. Sie muss sich den konventionellen Spielregeln widersetzen und sich selbst infrage stellen.

Die Heldin verfolgt dabei einen spirituellen Pfad: Dabei steigt sie in die Tiefe hinab und trifft ihren Schatten, dem sie sich stellen muss. Nach dieser kräftezehrenden, aber transformativen Zeit ist sie so fähig, ihre femininen und maskulinen Wunden zu heilen. Die Heldin nimmt in diesem innerlich ablaufenden Prozess das Feminine in all seinen Ausprägungen an. Sie schließt Frieden mit dem Maskulinen und somit mit ihrem Animus. Schließlich findet sie die Balance zwischen ihren beiden Seiten und wird zur Heldin ihres Lebens. Dabei erschafft sie eine neue, geheilte, gekrönte Version von sich selbst.

Mein Lieblingsbeispiel für die Heldinnenreise findest du im Animationsfilm »Vaiana«. Diese Story stellt den Heilungsaspekt uralter Wunden phänomenal dar und schenkt uns eine Heldin, die auf eine feminine Art und Weise aktiv wird. Besonders faszinierend war für mich auch die philosophisch dominierte Mysteryserie »The OA«, in der die Heldin tief ins Unbewusste hinabsteigt und sich ihrem (inneren) Tyrannen stellt, um die Wahrheit über sich zu erfahren und sich heilen zu können.

Auch auf dieser Reise ist es wichtig, dass beide Seiten zusammenkommen. Eine Heldin ohne Animus lebt nur in ihrem Wolkenschloss. Sie kommt nicht ins Handeln und hat keinen Lebensdrang. Sie findet den Lebenssinn in vielen Dingen, aber schafft es nicht, ihn nach außen zu tragen und etwas in der Welt zu bewirken. Auch das wäre vertane Energie!

Vielleicht findet schon diese kurze Zusammenfassung der Heldinnenreise einen Widerhall in dir? Vielleicht spürst du sogar bereits jetzt, dass dir diese Story bekannt vorkommt – und zwar aus deinem eigenen Leben. Wenn das so ist, dann ist die Heldin in dir schon erwacht. Sie will stärker werden und sich krönen! Dabei möchte ich dich, gebettet in Mythen, Gedichte, Gedankenreisen und Geschichten, mit diesem Buch begleiten.

Es ist wichtiger denn je, Bewusstsein für dieses Ziel zu schaffen – in allen Menschen! Wir leben in einer Zeit, in der unser Heimatplanet leidet. Die Menschheit hat lange ihren Erfolg im Außen gesucht: mehr Entdeckungen, mehr Produktion, mehr Unterwerfung der Erde. Der Held und sein Bestreben standen in letzter Zeit im Fokus. Es ist jetzt notwendig und wichtig, dass wir alle uns auf die Heldinnen in uns besinnen. Wir tragen die Verantwortung dafür, die Wunden unserer Welt zu heilen, die wir Menschen ihr und unseren Mitlebewesen mit unserem Machtstreben gewaltsam zugefügt haben. Wir alle müssen die Heldinnen in unserem (Unter-) Bewusstsein finden, erwecken und krönen, um uns selbst und dadurch die Welt zu heilen.

In diesem Buch zeige ich dir den Weg dorthin – einen möglichen Weg. Natürlich ist jeder Lebensverlauf individuell. Ich möchte deine eigene Reise auf keinen Fall in ein Korsett zwängen. Behalte daher immer im Hinterkopf, dass alles, was du hier liest, lediglich Anregungen für dich sind. Diejenigen, die dich ansprechen, kannst du als Markierungen auf der Landkarte für deine eigene Heldinnenreise nutzen, um deinen Weg selbstbestimmt und furchtlos zu gehen.

Die Heldinnenreise beruht auf dem Konzept der *Heroine's Journey*. Es stammt aus der Praxis der US-amerikanischen Psychotherapeutin Maureen Murdock. Sie erkannte während ihrer Arbeit mit Traumapatientinnen, dass alle in ihrem Leben ähnliche Stationen durchlaufen und ähnliche Erfahrungen gemacht hatten. Auch in ihren eigenen Träumen und in ihrem eigenen Leben fand sie faszinierende Übereinstimmungen. Als Schülerin des Mythologen Joseph Campbell hatte sie dessen Modell, die Heldenreise (*Hero's Journey*), kennengelernt und sich intensiv damit auseinandergesetzt. Durch ihre Arbeit erkannte sie jedoch, dass die feminine Reise anders verläuft: Sie beginnt an der Stelle, wo die maskuline endet. Daraufhin entwickelte sie die *Heroine's Journey*. Mit diesem Modell teilt sie die Essenz ihrer Heldinnenreise mit der Welt.

Mir ist bewusst, dass sich Modelle mit fortschreitender Zeit verändern können: So wie Maureen Murdock vor über dreißig Jahren die Heldenreise durch die Heldinnenreise erweiterte, wird vielleicht in der Zukunft ein Nachfolgemodell die Heldinnenreise fortsetzen. Im Jahr 2021, in dem dieses Buch zum ersten Mal erscheinen wird, ist es immer noch höchst relevant und bietet einen idealen Zugang zu einem Prozess voller Wachstum und Heilung.

Meine Faszination für dieses Modell begründet sich in meiner Arbeit als Geschichtenschreiberin: Für meine Kundinnen schreibe ich als Texterin und Storytellerin mit meiner Mythweaving-Methode inspirierende Heldinnenreisen, die ihren Lebensweg nachzeichnen und ihnen Mut für ihre unternehmerische und/oder künstlerische Mission geben. Alle von ihnen können sich mit dem Modell nach Maureen Murdock identifizieren. Sie fühlen sich dadurch verbundener denn je mit ihren »Mitheldinnen« und ihnen wird vieles klarer: Denn jede Heldin erlebt eine ähnliche Geschichte mit ähnlichen Motiven! Indem ich mit Frauen an ihren persönlichen Mythen arbeitete, an ihren eigenen Storys, erkannte ich den Wert hinter der Heldinnenreise – und fand darin eine Urmagie, mit der sich jedes Leben wiederverzaubern lässt. In mir erwachte der Wunsch, meine Auslegung dieses Modells mit allen zu teilen, die intuitiv zu mir und meinem Buch finden würden. So auch mit dir, Heldin!

Ich beziehe mich allerdings nicht nur auf Maureen Murdocks Modell. Dafür gibt es ihr eigenes Buch. Ich bringe spezielle Geschichten ein, die zu den jeweiligen Stationen der Heldinnenreise passen. Außerdem lasse ich Elemente aus dem Lebenswerk C. G. Jungs – insbesondere Archetypen und Wandlungen – sowie das Konzept der *scientia intuitiva* des Philosophen Baruch de Spinoza einfließen. Es beschreibt die Erkenntniskategorie der intuitiven Erkenntnis. Wenn du diese Konzepte und Geschichten kennst, wirst du erleben, dass unser Dasein und Erleben eine Wiederverzauberung erfahren. Auf diese Art und Weise möchte ich deinem Leben eine Bedeutungsebene verleihen, die du jeden Tag aufs Neue federleicht wie eine Essenz aus Goldstaub in dir spürst.

In jedem Kapitel erfährst du, wie meine eigene Heldinnenreise abgelaufen ist. So zeige ich dir, wie kraftvoll und wegweisend dieses Konzept ist! Meine Erfahrungen und Reflexionen zeigen mir jeden Tag, wie viel Wahrheit und Kraft darin steckt. Außerdem erreicht mich oft diese Frage, seit ich mit meiner Arbeit sichtbarer geworden bin:

»Wie hast du es geschafft, dich authentisch zu zeigen und das zu tun, was du liebst?«

Dadurch, dass ich meine eigene Story erzähle, will ich diese Frage beantworten. Denn dahinter steckt ein Weg voller Hindernisse, Niederlagen und Mut – und er zeigt, dass auch du dein Ziel erreichen kannst! Wenn ich es geschafft habe, warum soll es dann für dich nicht möglich sein?

Zum Einstieg erzähle ich dir eine Geschichte: die Fabel eines Vogels mit besonderem Gefieder. Lass sie auf dich wirken und finde Parallelen zu deinem eigenen persönlichen Mythos. Dieser kleine Vogel kann dein Wegbegleiter auf deiner Heldinnenreise sein, und er wird dir in diesem Buch öfter begegnen.

Nach jedem Kapitel gehen wir auf einen Gedankenflug. Diese Impulse zum Nachdenken sind eine Hilfe für dich, um dein Mindset für die Heldinnenreise zu aktivieren. Damit du nicht nur nachdenkst, sondern auch etwas tust, findest du außerdem nach jedem Kapitel einen Herzenshauch. Diesen kannst du nutzen, um mit deinem Wirken einem federleicht furchtlosen und wiederverzauberten Leben näherzukommen.

Ich habe einen wichtigen Wunsch an dich: Bitte lies dieses Buch Kapitel für Kapitel. Die acht Teile von »federleicht furchtlos« sind allesamt voller Geschichten, Gedankenreisen, Hinweise und Bilder. Jeder Teil bringt essenzielle Erkenntnisse mit sich, die sich erst verfestigen sollten, bevor du weiterliest. Zudem können dir deine Träume tiefschürfende Nachrichten zu jeder Ebene der Heldinnenreise überliefern. Ich rate dir deswegen, zwischen den Kapiteln ein paar Tage verstreichen zu lassen. In dieser Zeit kannst du deine neuen Erkenntnisse bewusst und unbewusst verarbeiten, bevor du die nächsten Schritte gehst. Ich habe es getan, als ich zum ersten Mal von diesem Konzept erfuhr, und es war das Beste, was ich machen konnte! Darum gebe ich meine Erfahrung an dich weiter, damit auch du diese Ideen auskosten kannst.

Wenn die Heldin in dir schließlich erwacht ist, liegt es an dir, deine neue und gleichzeitig ursprüngliche Magie zu nutzen – und dich zu krönen!

Welchen Weg wirst du wählen? Hier bekommst du schon mal Inspiration für deine Zeit nach deiner Krönungszeremonie …

- Du lässt deine Heldinnenkraft in dein alltägliches Leben einfließen und inspirierst so andere Menschen.
- Du startest ein Business oder richtest dein bestehendes Business neu aus, um zur kollektiven Heilung beizutragen.
- Du schreibst ein Buch mit deinem Blickwinkel auf diesen Prozess und inspirierst deine Leser*innen mit einer machtvollen Heldinnenstory dazu, die Welt zu verändern.
- Du wirst aktiv für dein Herzensthema und trägst deine Essenz und deinen Goldstaub dadurch in die Welt.

Du hast so viele Möglichkeiten, Heldin!

Werde federleicht furchtlos und wirke deine Wunder.

Wie wirst du deine und damit die ganze Welt heilen?

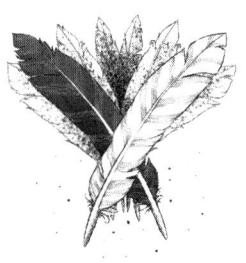

DIE FABEL
VOM BESONDEREN VOGEL

An einem schönen Frühlingstag pickte ein besonderes Vogelmädchen das Ei auf, in dem es herangewachsen war. Das Vogelkind hatte vier Geschwister, die aussahen, wie Vogelkinder üblicherweise aussahen. Doch es unterschied sich von den anderen: An einer Seite prangte eine Feder in strahlendem Blau, wie sie auch der Vater hatte. An der anderen Seite leuchtete eine goldene Feder, wie sie auch die Mutter hatte. Das Vogelmädchen hatte das Besondere beider Elterntiere geerbt.

Doch nicht nur in seinem Aussehen unterschied es sich von seinen Geschwistern. Während die Schwestern die Wärme ihrer Mutter im Nest genossen, bewunderte das besonders gefärbte Vogelkind seinen Vater. Unzählige Male verließ er am Tag das Nest und kam mit Futter wieder. Das Vogelmädchen wünschte, es könnte auch draußen Abenteuer erleben! Das wäre so spannend! Stattdessen musste es mit seiner Mutter und seinen Geschwistern im Nest sitzen, weil es noch nicht fliegen konnte. Sehnsüchtig träumte es von dem Tag, an dem es raus ins Licht gehen und seine Flügel aufspannen könnte wie sein Vater.

Schließlich war der Tag gekommen. Die Eltern ermutigten ihre Kinder, das Nest zu verlassen. Das besonders gefärbte Vogelkind konnte es kaum erwarten, endlich seine Flügel zu benutzen und frei zu sein! Seine Schwestern waren unbeholfen und vorsichtig, seine Brüder wagemutig. Doch der erste Flug gelang keinem der Geschwister so richtig. Als Letztes verließ das besondere Vogelkind das Nest: Seine Flügel waren kräftig, der Wind schmiegte sich um und zwischen seine Federn. Das Gefühl des Fliegens war unbeschreiblich! Die Vogeleltern flogen immer ein Stückchen weiter, damit die Kinder folgen konnten. Das Vogelmädchen folgte stets seinem Vater, den es so lange idealisiert hatte. Bestimmt flog er viel besser als seine Mutter, die ewig im Nest gesessen hatte. Es wollte niemals nisten wie seine Mutter! Draußen war es doch viel aufregender.

Das Vogelmädchen wuchs zu einer prächtigen Vogelfrau heran. Sie wurde die beste Fliegerin in ihrem Gebiet. Besonders andere Vogelmänner lobten sie für ihre Flugkünste und abenteuerliche Manöver, die sie vollführte.

Eines Tages beobachtete die Vogelfrau eine Katze. Sie erkannte, dass das Raubtier in Angriffsstellung ging – und eine ihrer Schwestern war ganz in der Nähe mit einem Wurm beschäftigt! Die Vogelfrau folgte ihrem mutigen Herz und wagte einen Sturzflug in Richtung Katzenohr. Verwirrt von dem plötzlichen Angriff brach die Katze ihren Angriff ab und rannte weg. Das beherzte Eingreifen der Vogelfrau war nicht unbemerkt geblieben, doch kein anderer hatte sich getraut, etwas zu tun! Die anderen Vögel feierten sie für ihren Mut. Sie hatte nun das höchste Ansehen in ihrer Kolonie.

Alle ließen der Vogelfrau den Vorrang, wenn es um Futter oder Wasser ging. Sie genoss ihr Ansehen, so auch an einem Sommertag, als sie ein Bad nehmen wollte. Doch als sie ihr Spiegelbild im Wasser sah, war sie geschockt: Ihre goldene Feder war verblichen. Ihre besondere goldene Feder, die sonst nur ihre Mutter in dieser Kolonie hatte! Erschrocken von dieser Erkenntnis flog die Vogelfrau auf einen Ast, auf dem sie keiner sehen konnte. Wer war sie nun? Ohne ihre goldene Feder? Betrübt schaute sie zu der Stelle, wo sie immer gewesen war. Doch nun war dort eine ganz normale Feder, wie sie die anderen Vögel in der Kolonie auch hatten. Traurig plusterte sich die Vogelfrau auf und verschlief den Tag.

Als sie am nächsten Morgen erwachte und erneut ein Bad nehmen wollte, erkannte sie keiner. Nanu? Die blaue Feder müsste doch noch da sein? Als sie ins Wasser blickte, wurde ihr gewahr: Sie sah jetzt aus wie alle anderen Vögel. Auch die Besonderheit, die sie von ihrem Vater geerbt hatte, war verschwunden. Sie fühlte sich leer, fremd, verloren …

Die Vogelfrau hatte nun keine Lust mehr auf Flugmanöver. Oder auf die Jubelrufe der anderen Vögel, wenn sie sie dabei beobachteten. Sie flog zu einem hohlen Baum in der Nähe des Nistkastens, in dem sie aufgewachsen war. Sie schaute hinein und sah, dass der Baum leer war. Es wurde Nacht und das Licht verschwand, und auch in dem Baum war es sehr dunkel. Doch die Vogelfrau suchte trotzdem keinen gemütlichen Platz in ihren gewohnten Bäumen aus. Sie wollte niemanden sehen, und dies schien der perfekte Ort dafür zu sein.

Voller Trauer, ihre bunten Federn verloren zu haben, und voller Wut auf sich selbst, ihnen nicht mehr Aufmerksamkeit geschenkt zu haben, stieg sie hinab in die Tiefe. Die Vogelfrau fühlte sich nackt dabei, und unvollkommen. Als sie am Boden des Hohlraums ankam, setzte sie sich und plusterte sich auf. Die Überreste eines Nests bedeckten den Grund des leeren Baums. Sie dachte zurück an ihr Geburtsnest und die Wärme ihrer Mutter. Sie hatte immer auf den Vater gewartet, der Futter und abenteuerliche Geschichten von draußen mitgebracht hatte. Beim Erinnern fiel ihr auf, dass die Mutter immer da gewesen war. Sie hatte ihr und ihren Geschwistern immer ihre Wärme und Zuneigung geschenkt, rund um die Uhr. Wie wertvoll und essenziell die Gegenwart ihrer Mutter gewesen war, erkannte die Vogelfrau erst jetzt. Warum nur hatte sie immer ihren abenteuerlustigen Vater über die nährende Mutter gestellt? Sie wurde plötzlich sehr traurig über ihr eigenes Verhalten. Sie hatte ihre Mutter immer abgewertet und abgelehnt – und das, obwohl sie so wichtig für ihr Leben gewesen war! Nur durch die Kombination von Abenteuerlust und Nestwärme hatte sie zu der werden können, die sie jetzt war.

Plötzlich wurde die Vogelfrau aus ihren Gedanken gerissen. Ein großer Nachtvogel blockierte das fahle Mondlicht vor dem Baumloch und eine vollkommene Finsternis erfüllte den Hohlraum. Der Nachtvogel setzte kurz auf und flog dann ebenfalls hinab. Die Vogelfrau, in ihrem jetzigen Zustand angreifbar und verletzlich, verspürte große Angst und drückte sich an die Wandung des leeren Baums. Im spärlichen Licht erblickte sie die zwei runden tiefschwarzen Augen eines Waldkauzes.

»Wer sitzt hier in meinem Nest?«, fragte der Nachtvogel. Eine Käuzin. Ihre Stimme klang uralt und schnarrend.

»Ich, eine Vogelfrau«, antwortete sie.

Die Käuzin kam näher. Die Vogelfrau fürchtete sich sehr vor ihrem spitzen Schnabel und den endlos schwarzen Augen, die tief in ihre Seele schauten.

»Was machst du hier?«

»Ich habe einen Ort gesucht, an dem ich allein sein kann und an dem mich keiner sieht. Ich habe meine bunten Federn verloren und weiß nicht mehr, wer ich bin.«

Die Käuzin reagierte nicht, vielleicht überlegte sie.

»Du bist die Vogelfrau mit der blauen und der goldenen Feder«, sagte sie schließlich. Ihre Stimme klang nun weicher und weniger bedrohlich. »Ich habe von dir gehört.«

Die Käuzin wirkte plötzlich nicht mehr furcherregend, sondern warm. Mütterlich. Sie spannte ihre Flügel auf und legte sie um die Vogelfrau. Von Angesicht zu Angesicht standen sie sich gegenüber und schauten einander an. Junge, kleine Augen trafen auf große, uralte Augen voller Weisheit.

Sie mussten nicht sprechen. Die Vogelfrau spürte plötzlich alle Wahrheiten in sich, die sie nie hatte spüren wollen. Sie hatte ihre Mutter als schwach empfunden, obwohl sie eigentlich stark gewesen war. Sie erkannte, dass auch sie die Macht hatte, ein Nest zu bauen und Leben zu kreieren.

Die Vogelfrau schloss ihre kleinen Augen. Unter den Schwingen der Käuzin zeigte sich ihr noch so viel mehr. Ohne Worte, nur in Bildern und Gefühlen, erzählte sie ihr Geschichten von den Urgöttinnen des Waldes. Sie half ihr, zu verstehen, wo sie herkam, wer vor ihr gekommen war und wer nach ihr kommen würde. Die Lebensenergie, Schaffenskraft und Stärke kehrten in den kleinen Körper und das Federkleid der Vogelfrau zurück. Sie verspürte wieder Wärme, und als sie ihre Augen öffnete, leuchtete ihre goldene Feder an ihrem Flügel.

Doch auch die Abenteuerzeit fand ihren rechtmäßigen Platz in ihr, und die Behändigkeit und Forschheit ihres Vaters. Sie integrierte das, was sie von ihm, den anderen Vogelmännern und von ihrer Zeit als berühmte Abenteurerin gelernt hatte, in ihr Leben. Auf ihre eigene Art.

Als die Morgensonne durch das Baumloch schien, legte die Käuzin ihre Flügel an. Im sanften Licht sah die Vogelfrau, dass auch die blaue Feder wieder an ihrem Flügel schimmerte. Sie fühlte sich vollkommen und war überglücklich, dass sie ihre besonderen Federn nun gleichermaßen wertschätzen konnte.

»Es ist an der Zeit, wieder ins Licht zu gehen, besondere Vogelfrau«, sagte die Käuzin.

Sie teilten einen letzten Blick miteinander und die besondere Vogelfrau verließ die Dunkelheit des hohlen Baums. Sie flog ein kreisrundes Manöver, genoss die Wärme in ihrem Herzen und die Sonne auf ihrem kleinen, gefiederten Kopf. Sie machte sich auf, ihren ganz eigenen Weg zu erkunden – mitsamt goldener und blauer Feder.

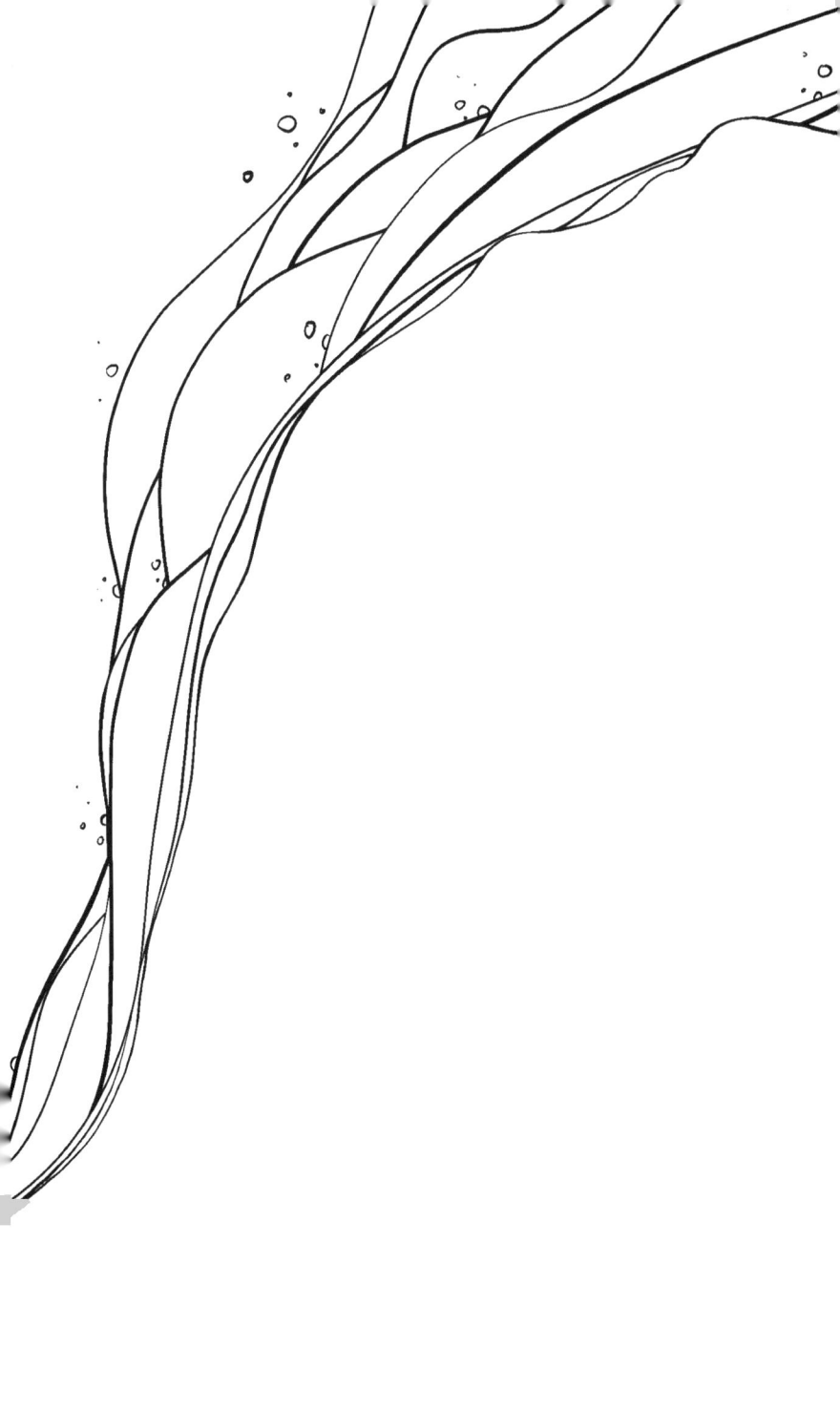

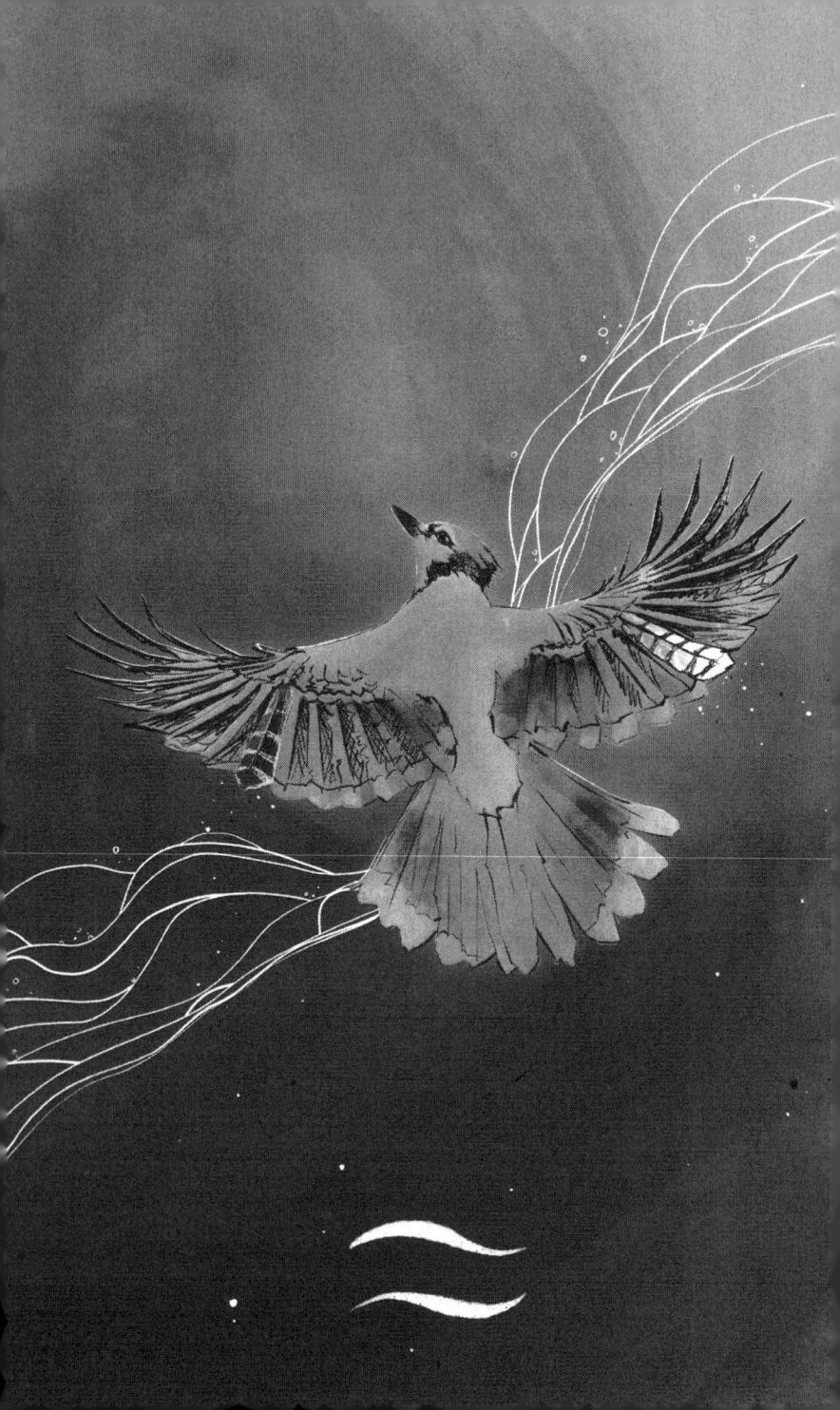

LOSGEHEN

»aller anfang ist schwer«
sagen die menschen –
aber dein ziel ist federleicht
lass sie los, heldin
die glaubenssätze in deinem kopf
die dich aufhalten
die dir sagen
dass das feminine zu schwach
und das maskuline wertvoller ist –
du wirst beides in dir vereinen
und beides für deine reise brauchen
nichts wird wertvoller sein
und heller strahlen
als du
das große ganze.

D u liegst in deinem Nest. Es ist warm, sicher und gemütlich. Du bist gern hier und lässt deine Gedanken
und Träume vorbeiziehen wie Wolken. Doch festhalten kannst du keinen davon, und die Welt, die dein Nest umgibt, bleibt im Verborgenen. Immer öfter zieht es dich raus ins
Ungewisse. An den Ort, wo deine Träume wahr werden können
und an dem du endlich wachsen und zu deinem wahren Selbst
finden kannst!

Dort draußen warten Abenteuer auf dich, die es zu entdecken
gilt. Wunder, die dich verzaubern werden. Erfahrungen mit der
Kraft, dich zu verletzen, zu erfreuen und zu verändern. Es gibt
ferne Orte, die deine Augen bisher nicht erblickt haben. Land-
schaften, die dir den Atem rauben. Wellen, die deine Beine um-
schmeicheln. Gewürze, die du auf deiner Zunge spürst. Nacht-
himmel, die deine Vorstellungskraft erwecken. Wind, der dein
Haar durcheinanderwirbelt. Alles, was dir mehr Lust aufs Leben
macht, und Teil deines eigenen Weges, deiner eigenen Heldinnenreise ist. Du weißt, dass es so ist, und dennoch liegst du immer
noch in deinem Nest und strebst nicht danach, deinem wahren
Selbst näherzukommen und mehr von dir zu erleben. Dabei wartet
es schon auf dich, dort draußen nach all den Abenteuern, am Ende
eines langen Weges, den du immer noch nicht begonnen hast.

Warum bleibst du in deinem Nest, Heldin? Vielleicht fühlst
du dich allein. Oder noch nicht bereit. Dir fehlt noch etwas, um
deine Stiefel zu schnüren und deinen eigenen Weg zu beginnen.
Dann brauchst du noch das Elixier, das dir den Mut für den
Start schenkt.

Wo du es bekommst? Es ist schon in dir, Heldin. Das leichte Ziehen, das du verspürst, wenn du Bilder von fernen Ländern oder dichten Wäldern siehst. Die Ruhe, die du verspürst, wenn du von Vollmondlicht gebadet wirst. Dein Wunsch danach, etwas Neues zu entdecken, zu wissen, zu erleben. Diese Mischung aus deinen Sehnsüchten ist das Elixier, mit der du deine Kühnheit erweckst! Es ist Zeit, das Nest zu verlassen.

Erinnerst du dich daran, wie sich das Vogelmädchen fühlte? Es war neugierig auf Abenteuer, die es außerhalb des Nests erleben könnte. Es wollte endlich raus, das Sonnenlicht auf seinem Gefieder spüren und das Leben genießen.

Verspürst auch du diesen Wunsch, Heldin? Stärker als je zuvor? Dann beginnt jetzt dein neues Leben. Du bist bereit für eine große Veränderung. Ob im Großen oder im Kleinen – das entscheidest du. Diese Reise ist nicht auf einmal abgeschlossen, sie wiederholt sich vielmehr. Sie ist eine Summe des Ankommens und des Vervollkommnens. Doch damit du überhaupt irgendwo ankommen und dich schlussendlich krönen kannst, musst du zunächst eins tun: dein Nest verlassen. Lass uns zusammen losgehen!

DER AUFBRUCH

Es ist furchterregend schön, wenn das eigene Leben beginnt, abseits von den Vorstellungen der eigenen Familie oder anderer Menschen, die Erwartungen an dich haben. Du fühlst dich wahrscheinlich gleichzeitig unsicher und beschwingt. Doch am wichtigsten ist die Erwartung, die du an dich selbst hast! Nach dem Aufbruch aus dem Nest, aus der Komfortzone, gibt es viele Höhen und Tiefen. Alle davon sind es wert, gefühlt zu werden. Die für diesen Schritt notwendige Trennung von Mutter und

Vater oder anderen wichtigen Menschen kann schmerzen oder sogar dafür sorgen, dass wir uns schuldig fühlen. Aber sie ist absolut notwendig, damit wir unseren eigenen Weg finden und uns weiterentwickeln können.

Vor und eine Zeitlang nach unserer Geburt sind wir nicht nur geistig, sondern auch körperlich an unsere Mütter gebunden. Darum kann es besonders schwerfallen, die Nestwärme der Mutter hinter sich zu lassen und ins eigene Leben zu starten. Dieser Prozess kann tiefsitzende Schuldgefühle erwecken. Dabei machst du alles richtig, wenn du dich aufmachst, um dein eigenes Leben zu leben: Denn es ist die Aufgabe einer Mutter, dich genau darauf vorzubereiten, dass du irgendwann ohne sie auskommst.

Dieses Losgehen fällt bei manchen angehenden Heldinnen sehr radikal aus: Sie versuchen, einen vollkommen anderen Weg als die Mutter einzuschlagen. Viele assoziieren mit dem Leben ihrer Mütter Passivität, Selbstaufgabe und Schwäche – also vor allem negative Aspekte und Gefühle. Um diese vermeintlich schlechten Einflüsse aufs eigene Leben zu vermeiden, kann es zu einer bestimmten Reaktion kommen: Die Ursachen dieser Emotionen, die auch am eigenen Leib gespürt werden, werden der Mutter zugeschrieben. Und dann beginnt eine Abspaltung vom Femininen, eine spirituelle Isolation, die schwerwiegende Folgen haben kann. Denn all diese unterdrückten Emotionen verschwinden nicht dadurch, dass sie verdrängt werden. Der gesunde, reflektierte Umgang mit diesen negativ konnotierten und dem Femininen zugeschriebenen Aspekten hingegen führt zur Heilung und somit zum Ziel der Heldinnenreise. Doch bis wir dorthin gelangen, liegt noch ein abenteuerlicher Weg vor uns …

Es ist wichtig, dass du auf diese Reise nicht nur deinen Geist mitnimmst. Er und dein Körper müssen sie gemeinsam vollenden. Eins ist sicher: Dein Körper ist immer bei dir, ob du willst oder nicht. Und er gehört dir und nicht irgendeinem anderen Menschen. Das heißt, du kannst ihn so gestalten, wie du willst. Dich viel um ihn kümmern, ihn modifizieren oder natürlich lassen. Viele von uns werden rebellisch, wenn sie losgehen, und schmücken ihre Körper. Das ist ein ganz normaler Prozess und vielleicht hast du ihn genauso erlebt.

Wie sieht es bei dir aus: Hast du eine bessere Verbindung zu deinem Geist statt zu deinem Körper, oder umgekehrt? Wichtig ist, dass du die Beziehung zu deinem Körper reflektierst und diese beiden Bereiche in Balance bringst. Das wirst du im Laufe deiner Heldinnenreise tun. Das Ziel ist es, eine ausbalancierte Verbindung zwischen diesen beiden essenziellen Bestandteilen deines Daseins zu schaffen – und sie als dein »Eigentum« zu erkennen! Dein Körper und Geist sind DEINS, gemeinsam dein Gefäß für dein wiederverzaubertes Leben.

Vielleicht denkst du jetzt: »Diesen Aufbruch habe ich schon längst vollzogen! Ich lebe nicht mehr bei meinen Eltern. Ich bin schon auf der Heldinnenreise und gehe meiner Heilung entgegen.« Das mag insofern stimmen, dass du dein eigenes Geld, deinen eigenen Job, deine eigene Wohnung und eine Lebenspartnerschaft hast. Und du hast recht: Damit hast du schon dein gemütliches Nest verlassen, etwas gewagt und dir etwas Eigenes aufgebaut. Aber der Zyklus dieser Reise besteht nicht nur im Großen, sondern er beginnt auch immer wieder im Kleinen. Immer, wenn du einen Widerstand spürst, gilt es, deinen Fuß aus dem Teer, der dich an dieser Stelle hält, zu befreien.

Du verspürst den Drang, etwas lernen zu wollen, aber tust es nicht? Geh los! Du willst mehr Zeit für dich, aber nimmst sie dir nicht? Geh los! Dein Leben fühlt sich nicht (mehr) an wie deins, weil du nicht das tust, was du eigentlich willst? Dann geh los!

Nach dem Start ins eigene Leben passiert viel: Der Charakter entwickelt sich, individuelle Interessen legen sich wie feiner Goldstaub über das Leben. Du ziehst Dinge an, von denen du in deinen wildesten Träumen nicht gedacht hättest, dass du sie haben könntest. Neue Menschen kommen hinzu. Wenn du sie mit Bedacht wählst, bringen sie dich weiter, anstatt dich aufzuhalten. Sie werden treue und wichtige Gefährt*innen auf deiner Reise sein, in den kleinen Zyklen und im großen Ganzen.

DIE WELT IN DIR, DIE ES ZU ERFORSCHEN GILT

Bevor du erkennst, wohin du willst, muss sich dein Ziel erst herauskristallisieren. Es kann sein, dass du jetzt noch nicht weißt, wie du dich heilen und letztendlich krönen kannst – weil dir jetzt noch nicht bewusst ist, was dir fehlt und was du wirklich willst. Das, was du suchst und finden willst, besteht aus vielen kleinen Puzzleteilen: deinen Leidenschaften, deinen Träumen, deinen Herzenswünschen, deinen Lieblingstätigkeiten, deinen Talenten, deiner Motivation, deiner Inspiration … Du wirst sie mal klarer sehen und mal wie im Nebel. Vielleicht entgleiten sie dir manchmal auch ganz. Aber du bist stark, wirst dich neu zusammensetzen und damit den Weg zum Ziel wiederfinden. Dabei ist es wichtig, dass du den Kontakt zu deiner Essenz herstellst und nicht verlierst. Verbinde dich mit deiner Intuition und dem, was dich ausmacht. Deine Essenz ist dein authentischer Kern.

Die Heldinnenreise ist eine spirituelle Reise voller Veränderungen. Ihr Quell ist deine eigene Spiritualität: deine eigene Wirklichkeit, dein eigenes *Worldmaking* und *Mythmaking*.

Du liest richtig: Du kannst als Heldin deines Lebens deinen eigenen Mythos erschaffen. Bestimmt gibt es ein Idol oder eine Mentorin, deren Story dich immer wieder aufs Neue inspiriert und motiviert? Dann hat der Mythos ihrer Heldinnenreise dein Leben bereits wiederverzaubert. Auch du kannst diese Wirkung auf andere Leben haben, wenn du mit deiner Herzensmagie deinen Weg gehst.

Ich hoffe, du willst das Buch jetzt nicht weglegen, weil ich das Wort »Spiritualität« benutzt habe. Vielleicht ist dir das Konzept der Spiritualität schon öfter in einem negativen Kontext begegnet oder du lehnst es sogar selbst ab. In unserer entzauberten Welt gibt es viele Menschen, die Spiritualität als etwas Unwirkliches, Lächerliches oder Schlechtes ansehen. Was sie dabei jedoch übersehen: Jeder Mensch ist spirituell, denn jede*r von uns hat eigene Erkenntnisse über die Welt und lebt eine individuelle Wahrheit.

Mit »Spiritualität leben« meine ich nicht unbedingt, dass du dir Räucherstäbchen anzündest, Kristalle hinlegst oder Rituale durchführst, die außerhalb deines Kulturkreises liegen. Das kann dazugehören, wenn du es für dich entscheidest (und am besten, nachdem du dich über die Hintergründe dieser Praktiken informiert hast), aber Spiritualität ist mehr als diese Instagram-Version davon! Sie ist auch etwas, was sich nicht abbilden oder in Handlungen übersetzen lässt – deine Intuition, die dir hilft, den Sinn in deinem Leben zu finden und ihn zu leben. Sie ist dein Wunsch danach, vollkommen zu sein, sie ist der Grund, warum du dieses Buch gerade liest: Du willst deine Wirklichkeit in dir finden und endlich klar sehen. Du willst dich heilen und krönen. Und das ist etwas ganz und gar Positives! Oder etwa nicht?

DIE UNSICHERHEIT VOR DEM START

Ganz ehrlich? Bei mir dauerte es lange, bis ich richtig losging. Aber ich tat immer wieder große Schritte. Meine Kindheit, Jugend und Adoleszenz waren eine kreative, wilde und bunte Zeit. Ich folgte dem, was mich begeisterte, und zog ähnlich denkende Menschen an.

Denke zurück: Was war das bei dir? Wofür bist du als Kind, als Jugendliche*r aufgestanden? Wann wurde dir warm ums Herz oder wann war alles zu schön, um wahr zu sein? In diesen Momenten findest du deinen Goldstaub wieder, solltest du ihn aus den Augen verloren haben.

Ich war schon immer künstlerisch veranlagt: Malen, Dichten und Schreiben prägten meinen Alltag. Ich ging total in meiner kreativen Seite auf. Das Problem: All meine Interessen lagen außerhalb des Rahmens, der allgemein als monetär nutzbar angesehen wird. Darum wusste ich nie, was ich mal »werden« wollte (meine Ziele wie Kryptozoologin oder später Journalistin schienen mir unerreichbar). Der Angst davor, dass ich mit meinen Lieblingstätigkeiten später kein Geld verdienen und mich nicht würde ernähren können, hatte sich lange tief in meine Seele gefressen. Erinnerst du dich an meine Ausführung aus der Einleitung, dass ein Held ohne seine Anima nur nach Meisterhaftigkeit strebt? Beruflicher und monetärer Erfolg ist diese seelenlose, entzauberte Version der Reise. In mir lebte zum Glück schon immer eine starke Heldin, die sich auf Sinnsuche begeben wollte. Somit ließ ich dieses unbeseelte Machtstreben nicht die Überhand gewinnen.

Sich dem zu widersetzen war jedoch alles andere als leicht! Hast du auch diese Träume, die nur wenige Menschen verstehen? Und hält dich zurück, dass du denkst, sie seien es nicht wert, verfolgt zu werden? Dann will ich dir unbedingt eins sagen: Sei gut zu dir und höre weder auf die anderen noch auf dich! Verlasse dich auf deine Intuition und dein Streben nach deinem Lebenssinn. Die Welt außerhalb deines Nests ist voller Magie, und dort gibt es auch Platz für deinen Traum. Das habe ich erlebt, weil ich nie aufgegeben habe, an meine Träume zu glauben, und weil ich mich keinem unbeseelten Streben hingegeben habe, bei dem nur Geld und Erfolg im Fokus stehen!

Anpassen wollte ich mich nie. Ich wollte aussehen, wie es mir beliebte, die Sachen machen, auf die ich Lust hatte, und die Musik hören, die ich mochte – egal, was andere darüber dachten. Ich wollte meinem Herzen folgen und fand Freund*innen mit ähnlichen Interessen (die ähnlich unangepasst waren wie ich). Subkulturen wie Cosplay, Visual Kei und Emo waren mein Ding. Es störte mich nicht, ihnen anzugehören, und hielt mich nicht auf. Eher im Gegenteil: Ich liebte es, mir meinen eigenen Weg zu ebnen, immer wieder neue Seiten an mir dadurch kennenzulernen und diese zu zeigen. Mir wurde nie langweilig, mein Alltag war vielseitig und mein Freundeskreis bunt gemischt.

Das mag sich alles sehr selbstbewusst anhören. Doch Ängste sind allgegenwärtig, wenn du losgehst – und diese Unsicherheiten können dich hemmen. Egal, wie sicher du dir eigentlich bist und wie bewusst dir deine Ziele sind. So war es auch bei mir. Diese Ängste lauern dir auf, wenn du sie lässt ... Aber du kannst sie überwinden, Heldin! Wie du das schaffst, wirst du auf unserer weiteren gemeinsamen Reise erfahren.

ARCHETYPEN:
DEINE UNSICHTBAREN UND UNBEWUSSTEN BEGLEITER

Die Heldinnenreise spielt sich nicht nur in deinem täglichen Leben ab, sondern auch unbewusst. Und in diesem Bereich unseres Erkennens, dem kollektiven Unbewussten, haben wir faszinierende Begegnungen mit Archetypen.

Doch zunächst möchte ich dir all das erklären. Was bedeutet das genau: »Unbewusstes« und »Archetypen«? Im ersten Moment ist dieses Konzept schwer greifbar. Um es dir näherzubringen, werde ich zunächst auf das kollektive Unbewusste eingehen – den Ort, an dem Archetypen leben.

Als Erster prägte Sigmund Freud den Begriff des Unbewussten: Für ihn war es der Ort, an dem sich die Inhalte sammeln, die aus dem Bewusstsein verdrängt und schließlich vergessen worden sind. Das Unbewusste ist hier etwas Persönliches, da es sich auf die eigenen Erfahrungen bezieht.

Diese Ebene, das persönliche Unbewusste, ist aber nur die Spitze des Eisbergs. Darunter, in verborgenen Urwassern, liegt nach C. G. Jung das angeborene kollektive Unbewusste. Es ist in allen Menschen identisch, weil es nicht der persönlichen Erfahrung entspringt, und in jedem vorhanden. Jung bezeichnete es als »allgemeine seelische Grundlage überpersönlicher Natur«[1].

Nun zu den Archetypen: Das Wort »archaisch« erweckt direkt meine Vorstellungskraft – deine auch? Ich denke an uralte

---

1 C. G. Jung: Archetypen. Urbilder und Wirkkräfte des kollektiven Unbewussten, S. 8

Göttinnen und Götter, versunkene Zivilisationen und längst ausgestorbene, faszinierende Tiere. Da folgt meine Intuition einem geebneten Pfad: Das Wort Archetyp stammt vom altgriechischen ἀρχέτυπον (archétypon) ab. Übersetzt bedeutet es »Urbild«.

In der Philosophie steht es für den idealtypischen Vertreter einer Idee, in der Psychologie für ein psychologisches Vorstellungs- und Handlungsmuster, das unbewusst in uns lebt.

Echte Urbilder begegnen uns in Träumen und Visionen als personifizierte Archetypen (zum Beispiel der alte Weise oder der Magier) oder als Wandlung (Situationen, Orte, Mittel, Wege; zum Beispiel eine Quelle oder ein Gral). In »gefilterter Form«, also bewusst gemacht, begegnen sie uns in Mythen und Märchen sowie Lehren von Naturvölkern. Wenn sie so auftauchen, sind sie allerdings keine Urformen mehr: Dadurch, dass die Geschichten teilweise über Jahrhunderte oder sogar Jahrtausende weitererzählt wurden, wurden sie beurteilt und bewertet, und somit ins Bewusstsein geholt. Sie sind dann keine Archetypen mehr, sondern vielmehr archetypische Vorstellungen mit persönlichen Einflüssen der Menschen, die sie in ihren Erzählungen ausgelegt haben.

Prominente Beispiele für personifizierte Archetypen sind böse Hexen in Märchen wie »Hänsel und Gretel« und der Zauberer Merlin in der Artussage. Wandlungen treten beispielsweise in der griechischen Mythologie als Orpheus' Reise in die Unterwelt oder große Flut und Apfel in der Bibel auf. All diese Begegnungen und Bilder sind Stellvertreter für seelische Prozesse, die sich unbewusst abspielen. Indem wir Geschichten über diese archetypischen Vorstellungen erzählen, machen wir Menschen uns die Welt greifbar und holen unbewusste Prozesse aus der Tiefe hoch ins Bewusstsein.

Jetzt fragst du dich vielleicht: Warum ist das wichtig für mich? Nun, von unterdrückten Archetypen im kollektiven Unbewussten gehen echte Gefahren aus, die dich auf deiner Heldinnenreise aufhalten können: Was du dir nicht bewusst machst, wird zum ununterdrückbaren Schatten und zu unkontrollierbarem Verhalten. Jeder positiv behaftete Archetyp hat nämlich einen Schatten – und wenn du ignorierst, was dir deine Träume oder Intuition mitteilen, wird er überhandnehmen und dich sabotieren.

Höre also, wann immer möglich, in dich hinein, und führe ein Traumtagebuch. Deine Träume sind dein Zugang zu den Urwassern des kollektiven Unbewussten, zu den Archetypen und Wandlungen. Sie zeigen dir durch diese Begegnungen und Bilder, was dir im Wachzustand vielleicht noch nicht bewusst ist und geben dir damit wertvolle Hinweise für deinen weiteren Weg. Sie sind deine Botschafter für ewige Wahrheiten, die dir helfen, zu heilen und in Balance zu kommen. Vielleicht begegnet dir ein Archetyp in Gestalt eines mythologischen Charakters oder eines Tieres. Oder du siehst in einem Traum einen Ort, der für dich voller emotionaler Intensität steckt. Dann solltest du dich fragen: Was wollte dieser Traum mir sagen?

Wenn du dich mit den Themen dieses Buches beschäftigst, kann es sein, dass deine Träume intensiver werden. Nutze ihre Botschaften und wachse an ihnen! Die Archetypen und Wandlungen sind deine Begleiter auf dieser Reise – und sie haben schon unendlich viele Heldinnen vor dir begleitet. Viele davon wussten das nicht, aber du hast dieses Wissen jetzt und kannst es für dich nutzbar machen!

Dieser Ansatz reicht aus, damit du dich selbst erforschen und besser kennenlernen kannst, Heldin. Es gibt aktuell bestimmte Hypes in der Spiritualitätsbubble, die manche Menschen nutzen, um sich selbst besser zu verstehen. Diese Hypes füllen eine Lücke, und zwar die Sehnsucht nach Archetypen und archetypischen Erscheinungen. Der Erfolg dieser Herangehensweisen zeigt, wie groß das Verlangen nach diesen Urkräften ist.

Ich möchte nicht sagen, dass sie schlecht sind oder sie gar bewerten. Aber sei achtsam: Du brauchst nicht unbedingt Abkürzungen wie Auswertungen von Charts oder Konzepte, die sich Menschen ausgedacht haben und für die du viel Geld ausgeben musst. Das uns kollektiv innewohnende Wissen über Archetypen ist alles, was du brauchst, um dir vollkommen neue Türen in deine bewussten und unbewussten Welten zu öffnen. Um sie vollständig verstehen zu können, bedarf es viel Recherche. Ein erhöhtes Selbstverständnis sowie eine gesunde Intuition sind ebenfalls wichtig, keine Frage! Aber diese Zeit bist du dir doch wert, oder? Außerdem ist die Beschäftigung mit Archetypen und dem kollektiven Unbewussten eine ziemlich spannende Reise, die dich immer wieder zu neuen verwunschenen Pfaden führen wird …

DEINE KREATIVITÄT IST DER SCHLÜSSEL

Ein wichtiger Archetyp für alle Heldinnen ist die Creatrix. Sie ist die, die erschafft und hervorbringt. Sie ist unser *Higher Self,* eine feminine Urkraft, die wir nicht selbst ausbilden. Wir haben keinen Einfluss auf sie – denn sie lebt unbewusst in uns. Spürst du sie, Heldin? Oder schlummert sie bei dir noch versunken in tiefen Wassern? Es ist okay, wenn du noch keinen Kontakt zu ihr hast oder wenn euer Band noch schwach ist. Im Laufe deiner Reise werdet ihr mehr und mehr zueinanderfinden, bis du ihre Energie federleicht furchtlos für deine Mission verwenden kannst.

Manche Menschen behaupten von sich, nicht kreativ zu sein. Dabei ist das vollkommen unmöglich! Wenn du an die Zukunft denkst, bist du kreativ, denn du lässt mit deiner Vorstellungskraft Welten entstehen, die (noch) nicht in der Realität existieren.

Wenn du dir ein Outfit zusammenstellst, tust du dasselbe. Wenn du kochst, singst, träumst, deine Wohnung dekorierst, etwas schreibst – immer dann, wenn du etwas Neues erschaffst, bist du kreativ! Deinen Creatrix-Anteil abzuerkennen, hält dich davon ab, deinen Weg zu gehen.

Es gibt verschiedene Wege, wie du die Creatrix aktivieren kannst. Sie tritt in dein Bewusstsein, wenn du dich mit deiner Intuition verbindest, deinen Träumen folgst und dabei bist, sie zu manifestieren. Wenn du auf diesen Ruf hörst, aktivierst du die Kraft dieses wertvollen Archetyps in dir – und du gewinnst eine neue, kreative Macht über dein Leben. Die Creatrix aktiviert dein grenzenloses Potenzial für Liebe und Heilung auf so vielen Ebenen. Das wirst du spüren, sobald du dich ihr verstärkt widmest!

Leider wird es uns nicht leicht gemacht, unsere Creatrix-Kraft auszuleben. Kreative Berufe haben den Ruf, eine brotlose Kunst zu sein, und sind mit vielen Vorurteilen behaftet. Studienfächern wie Philosophie und Sprachen, die nicht automatisch für einen Beruf qualifizieren, hängt dieses negative Image ebenfalls an. Wenn es dein Wunsch ist, sicheren Schrittes in die Richtung eines kreativen Lebens zu gehen, musst du zunächst mit diesen Gerüchten aufräumen! Glaubst du sie selbst, legst du dir nur Steine in den Weg. Und dann bist du unendlich weit von einem federleicht furchtlosen Leben entfernt, in dem du deine Essenz freilässt – denn warum solltest du losgehen und deine Kraft erwecken, wenn du glaubst, dass die Creatrix in dir wertlos ist? Meisterhaftigkeit ist ein nobles Ziel, aber Sinnhaftigkeit ist genauso wichtig.

Erinnere dich, Heldin:
ES IST DEIN LEBEN UND DEINE STORY.
Du entscheidest, welche Schritte du gehst.
Dein Körper und Geist gehören dir allein.
Du bist diejenige, die dir sagt, dass du es nicht schaffst und die
dich mit Nichtstun bestraft.

Sei gut zu dir und verfolge deine Träume!
Stärke deinen Glauben an dich und deine Ziele.
Erwecke die Creatrix in dir.
Dann bist du bereit, die Heldinnenreise zu beginnen, die du für
dich ausgesucht hast – und die dir niemand mehr nehmen kann.

Geh los!

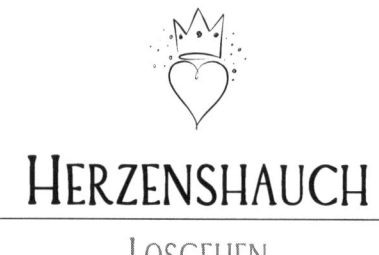

HERZENSHAUCH

LOSGEHEN

DEIN MAGISCHES MUT-ELIXIER

Du traust dich noch nicht, loszugehen? Dann stellen wir dir jetzt dein persönliches magisches Elixier zusammen, das dich auf deinem Weg begleitet.

Dafür brauchst du die folgenden Zutaten:
- ein kleines durchsichtiges Behältnis, das sich verschließen lässt – am hübschesten ist eine kleine Flasche oder ein Reagenzglas
- biologisch abbaubaren (*eco friendly*) Glitzer in deinen Lieblingsfarben
- Papier
- Stift
- Schere

Und so stellst du dein Elixier zusammen:
- Als Erstes schreibst du dir alles in kleiner Schrift auf, was dir Mut schenkt: Emotionen (wie Sehnsucht nach einem bestimmten Ort oder Land, Verlangen nach einem bestimmten Essen, Meerweh, Neugier), was du als Jugend-

46

liche*r am liebsten gemacht hast, Dinge, die du noch erleben willst, und Menschen, die du liebst.

- Schneide die einzelnen Mutmacher aus.
- Fülle immer abwechselnd etwas Glitzer in dein Behältnis und lass dann einen Zettel hineinfallen.
- Wiederhole den Vorgang so oft, bis sich all deine Mutmacher in dem Behältnis befinden.
- Schütteln! Jetzt ist dein Elixier immer für dich sichtbar. Je nach Größe des Behältnisses kann es dich sogar unterwegs begleiten.

BALANCE-ROUTINEN FÜR KÖRPER UND GEIST

Hast du Routinen für Körper und Geist? Oder könnte dein Alltag noch ausbalancierter sein? Wenn du stark dazu neigst, nur eine deiner beiden Seiten zu nutzen, kann es dir helfen, dich stärker auf den anderen Teil zu fokussieren. Hier sind Anregungen für dich aus meinem persönlichen Fundus, die mir helfen und mich stärken.

Geistige Tätigkeiten: zeichnen/malen, Briefe schreiben, meditieren, Affirmationen und die Reaktionen darauf aufschreiben, *Scrying* (Wahrsagen – auf Wasser, eine Flamme, Kristallkugel oder Obsidian konzentrieren und schauen, welche Bilder du siehst), Tarot, Vögel beobachten, Gartenarbeit

Körperliche Tätigkeiten: Fitness, Krafttraining, Boxen, Kampfsport, Selbstverteidigung, laufen, tanzen, Stretching

MEET THE CREATRIX

Ich bin mir sicher, du hast die Creatrix bewusst oder unbewusst schon in dir gespürt. Wenn du dich mit dem Konzept hinter diesem Archetyp befasst, wird dir vieles klarer werden! Vor allem, wenn du Probleme hast, deine Kreativität anzuerkennen oder groß zu träumen, empfehle ich dir, viel zu ihr zu lesen und anzuhören.

Die Creatrix hat viele Ausprägungen und Aspekte. Vor allem im englischen Sprachraum gibt es interessante Bücher zu ihr. Mein Tipp: Begib dich auf eine Quest für mehr Wissen zur Creatrix! Schau, welche Bücher und andere Quellen du findest – oder welche dich finden. Du wirst zum Beispiel auf Literatur zu Kunst, Sexualität, Weiblichkeit, Hexenverbrennung, Magie, Wildheit und Weisheit stoßen. Der Themenbereich, der dich am meisten anspricht, ist der, auf den du deinen Fokus legen solltest.

GEDANKENFLUG

LOSGEHEN

Hier sind Journaling-Fragen für dich! Schreibe deine Gedanken dazu auf oder gehe sie im Kopf durch – ganz so, wie es dir lieber ist.

Welche Vorstellungen anderer Menschen hast du erfüllt,
ohne auf dich zu achten?
Hält dich etwas oder jemand davon ab,
deinen eigenen Weg zu gehen?
Welchen Teil von dir oder was an dir willst du heilen?

Welches Verhältnis hast du zu deiner Intuition?
Was bedeutet »Spiritualität« für dich?
Ist das Wort für dich positiv oder negativ besetzt?

Wie verbindest du dich mit der Creatrix in dir?
Wie kannst du dich kreativ ausleben
und so zu deiner Heilung beitragen?

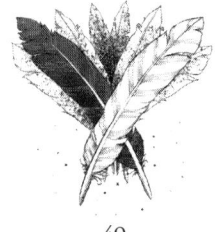

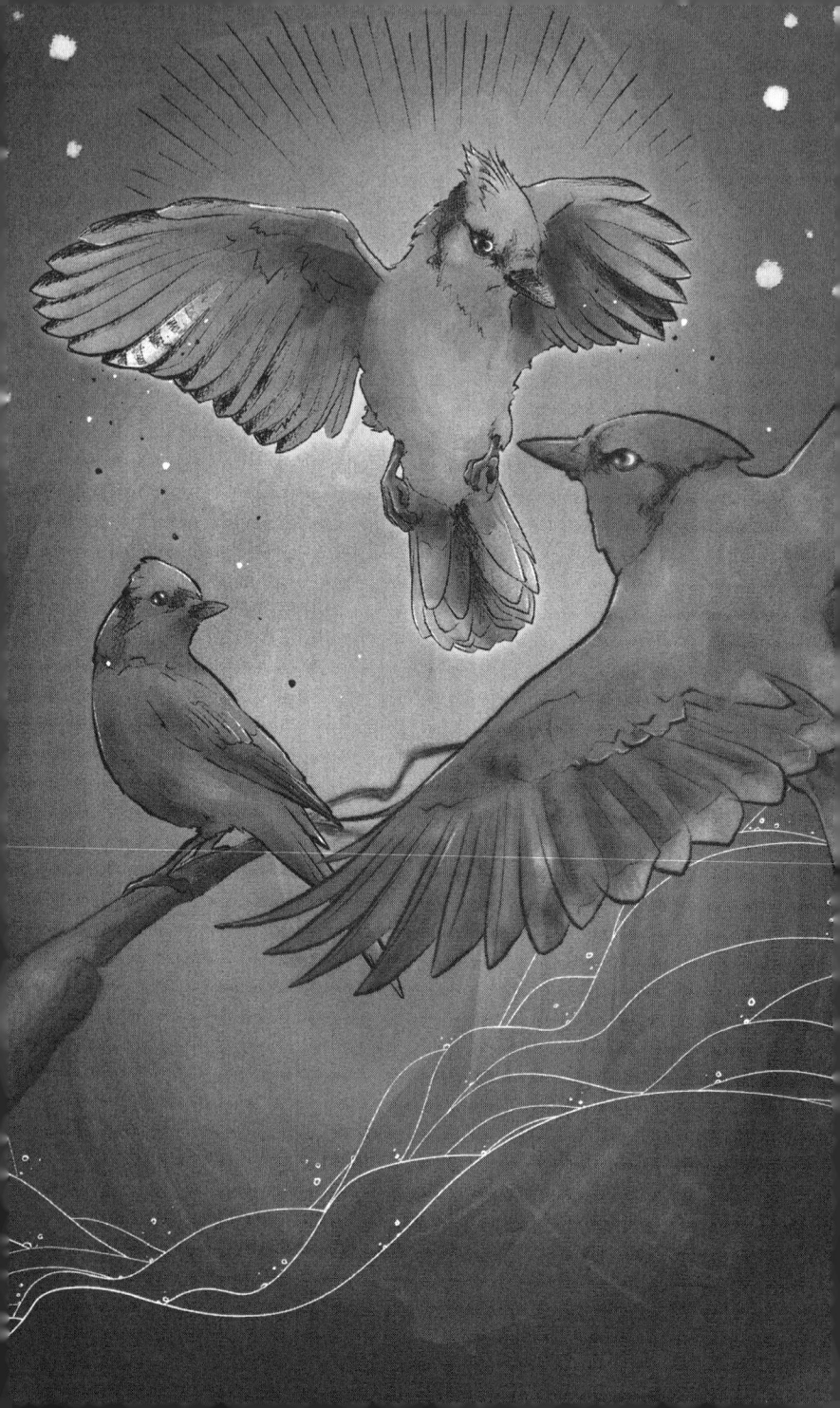

VERBÜNDEN

diese reise ist anstrengend, heldin
und sie verlangt viel von dir
darum musst du sie nicht allein gehen
nicht allein mit dem tyrannen in dir
der pechworte flüstert
denn es gibt verbündete
die dir helfen
und zusammen mit ihnen
schwindet die negative stimme in dir
du glaubst an dich
und an alles, was du schaffen wirst.

Du hast dein Nest verlassen und bist, mit dem Ziel vor Augen, losgegangen. Jetzt wandelst du umher in einer ungewissen, wilden Welt – wo einerseits unendliches Potenzial, aber auch Hindernisse und Gefahren auf dich warten. Aber du bist nicht allein dort draußen: Wenn in deiner inneren Wildnis eine stern- und mondlose Nacht vorherrscht, wird es sichtbar: das zuvor unsichtbare Band. Du siehst ein hoffnungsvolles Blinken, ein aufforderndes Glitzern in der Dunkelheit. Es ist ein Band, gewoben aus Silber und Gold. Gefertigt aus Liebe, wundervollen Erinnerungen und einer Vielzahl von Gefühlen. Du fühlst dich zu ihm hingezogen, ist es doch das einzige Licht in der Schwärze. Es ist das einzige Leuchten, das du noch siehst in dieser dunklen Nacht.

Du greifst dieses Band und schlingst es um deine Finger. Du wickelst es um dein Handgelenk. Nun ist das Licht ein Stück weit zurückgekehrt, aber um dich herum ist immer noch alles in ein Tiefgrau getaucht. Also ziehst du an dem glitzernden Band, bis du einen Widerstand spürst. Du merkst, dass es irgendwo enden muss, dass es irgendwo sicher angebunden ist. Also folgst du dem Band.

Du setzt einen Fuß vor den anderen, und je weiter du vorankommst, desto mehr weicht die Dunkelheit von dannen. Sie ähnelt immer mehr dem Morgengrauen. Du spürst, dass mit dem zunehmenden Licht die Hoffnung zurück in dein Sein fließt. Du fühlst dich beschützt, denn es ist jemand da, der dieses Band befestigt hat, und es hat ein Ende. Du weißt, dass du nicht allein bist in dieser Wildnis. Du gehst weiter voran, setzt einen Fuß vor den anderen.

Mit jedem Schritt gewinnst du deine Stärke zurück, und die Nacht weicht dem Tag. In der Ferne siehst du schemenhafte Gestalten, und je näher du ihnen kommst, desto besser erkennst du sie. Du lächelst und bist voller Dankbarkeit dafür, dass du sie wiedergefunden hast. Du verspürst Verbundenheit und Vertrautheit.

Das unsichtbare Band, das du immer greifen kannst, egal, wie sehr du dich im Labyrinth deines Lebens verirrt hast – das sind deine Freunde, Heldin. Deine Allies. Deine Mentor*innen. Dein Team, das du dir zusammengestellt hast, um deine Reise zu meistern.

Wie der kleine Vogel findest du Verbündete, die dein Leben schöner machen. Sie pushen dich, sie halten dich, sie stärken dich. Gemeinsam ist es schöner als allein! Du kannst diese Verbundenheit innerhalb deiner Familie spüren oder dir deine eigene Familie zusammen mit den Menschen erschaffen, die dein Herz überquellen lassen und dir Kraft spenden. Du suchst dir die Menschen aus, mit denen du deine Lebenszeit teilst. Du wählst aus, wer dich bei deinen Höhen und Tiefen begleiten darf.

FINDE DEINE VERBÜNDETEN!

Du kannst deinen Weg allein beschreiten. Doch mit Begleiter*innen, die dein Leben bereichern, ist es leichter, und es macht mehr Spaß!

Menschen sind soziale Tiere, und wir sind aufeinander angewiesen. Im Gegensatz zu vielen nichtmenschlichen Tieren, die schon kurz nach ihrer Geburt allein mit ihrem Leben zurechtkommen, brauchen wir lange unsere Familie. Später suchen wir uns soziale Kontakte, um nicht zu vereinsamen, Erfahrungen zu teilen und um das Leben aus anderen Perspektiven zu erleben.

Vielleicht bist du ein Mensch, der ganz natürlich Menschen anzieht, und hast einen großen Freundeskreis. Oder du bist eher introvertiert und ziehst deine Energie aus Zeit mit dir allein, hast aber ein paar Freund*innen, auf die du dich zu 100 Prozent verlassen kannst. Dazu zählen natürlich auch Menschen, die du online kennengelernt oder auf andere Art und Weise getroffen hast. Oder es sind keine Freund*innen, sondern Mentor*innen, Lehrer*innen, Coaches oder ähnliche Menschen, die einen nachhaltigen Effekt auf dein Leben hatten und haben. Egal, wer diese Menschen sind: Sie sind deine Verbündeten auf deiner Heldinnenreise, die dich stärken und dich vor dem Alleinsein beschützen!

Manche sagen sich, dass sie keine anderen Menschen brauchen. Die Wurzeln dieser Einstellung sind höchstwahrscheinlich negative Erfahrungen. Es ist ein Glaubenssatz, der dir viel nehmen kann: Du verpasst die wundervolle Erfahrung, eine enge Verbindung einzugehen. Natürlich besteht immer die Chance, verletzt zu werden. Zum Beispiel kann es sein, dass eine sehr gute Freundin auf einmal aus deinem Leben verschwindet, ohne dass du jemals den Grund erfährst. Oder ein Mensch hat sich verstellt und dir etwas vorgemacht. Plötzlich erfährst du, wie diese Person wirklich ist, und wirst von ihr hintergangen. Das ist das Risiko bei zwischenmenschlichen Beziehungen und auch ich habe diese Erfahrungen machen müssen. Jedoch kannst du die positive Kraft, die diesen Beziehungen gleichermaßen innewohnt, nur erleben, wenn du dieses Risiko eingehst! Verschließe dich bitte nicht aus Angst diesem enormen Potenzial. Sieh die Begegnungen mit Zeitfressern oder Energieräubern als lehrreiche Erfahrung und Möglichkeit, eine weitere emotionale Facette deines Lebens

kennenzulernen. Auch gescheiterte Freundschaften und Beziehungen sind lehrreich, und die guten Seiten dieser Begegnungen wirst du für immer im Herzen behalten. Daran
wirst du wachsen und deine Menschenkenntnis verbessern.
Bleibe mutig, Heldin, und sei offen für neue Erfahrungen!
Isoliere dich nicht vor Emotionen. Sonst weißt du nie, was
– wen – du sonst verpasst …

WARUM DIESE BEZIEHUNGEN
ESSENZIELL FÜR DICH SIND

Mir ging es oft so, dass ich dachte: Ob es wohl Menschen gibt,
die ähnliche Interessen haben und so denken wie ich?! Als
Jugendliche hatte ich noch nicht die Möglichkeit, im Internet
nach Gleichgesinnten zu suchen oder mir Memes durchzulesen,
um zu wissen, dass meine Gedanken nicht vollkommen ab-
gedreht sind. Im Zeitalter vor der Online-Ära suchte ich mir
deswegen Brieffreund*innen, die sich ebenfalls für mein
Interessengebiet (Anime und Manga, insbesondere Sailor
Moon) begeistern konnten. Ende der Neunziger war ich noch
ein echter Sonderling mit dieser Vorliebe und die Einzige in
meiner Klasse, die sich dafür interessierte. Selbst meine
Freundinnen, die ebenfalls eher Außenseiterinnen in der Klasse
waren, konnte ich (vorerst) nicht für diese japanische Kunst-
form begeistern.

Aber siehe da: Bald hatte ich durch meine Briefkontakte
mehr Freund*innen in ganz Deutschland – sowie in anderen
europäischen Ländern wie Luxemburg und der Slowakei – als
vor Ort. Sie waren mein »Tribe« und ich fühlte mich weniger
wie eine Außenseiterin. Ich wusste jetzt, dass andere Menschen

mein Interesse teilen! Ich konnte mich mit ihnen austauschen, manche von ihnen sogar persönlich treffen und mich selbst dadurch besser annehmen. In dieser Zeit schloss ich tiefe Freundschaften, von denen manche bis heute halten und für die ich sehr dankbar bin.

Etwa zwei Jahre später hielt dann das Internet Einzug in mein Leben. Dort traf ich auf viele weitere Menschen mit denselben Interessen, Hobbys und lockeren Schrauben. Dieser Freundeskreis vermischte sich sogar mit meinen Freundinnen, die ich vor Ort hatte, und manchmal brachte ich meine Onlinefreund*innen sogar mit in die Schule. Ich konnte so sein, wie ich war, und musste keinen Teil von mir verstecken! Durch diesen Rückhalt hatte ich keine Probleme damit, zu meinen Interessen zu stehen. Ich bin so dankbar dafür, diese Menschen damals gefunden zu haben! Meine größte Angst war immer gewesen, allein zu enden oder zu »komisch« oder »sonderbar« zu sein, um gemocht zu werden. Andere Menschen in meinem Alter (und drumherum) kennenzulernen, die mir ähnlich waren, gab mir sehr viel. Ich traf sie fast jedes Wochenende und viele davon kenne ich heute noch, rund zwanzig Jahre später. Eine bunte Jugend verbindet! In diesen Jahren war das Band zwischen mir und meinen »Mit-Weirdos« sehr stark. Ich war immer umgeben von Freundschaft, gegenseitiger Wertschätzung und einem innigen Zugehörigkeitsgefühl. Es war wundervoll, auch außerhalb der eigenen Familie zu erfahren und zu erleben, dass ich und meine Persönlichkeit mit all ihren Facetten angenommen wurden.

Was ich damit sagen will: Du bist nicht seltsam, auch wenn du es vielleicht denkst. Du bist toll und voller einzigartiger Magie! Und da draußen gibt es Menschen, die das auch so sehen und die sich darüber freuen würden, ihre Interessen und Vorstellungen mit dir zu teilen. Ich war ein solcher Mensch: Ich wartete nur darauf, Ähnlichdenkende kennenzulernen und mich mit ihnen auszutauschen. Und dadurch, dass ich zu meiner eigenen *Weirdness* stand, taten es auch immer mehr Menschen um mich herum. Wenn du zu dir stehst, inspirierst du deine ganze Welt! Ist das nicht wundervoll? Ich habe erlebt, dass es sich lohnt, mutig und echt zu sein. Es war richtig, meinen Goldstaub überall zu verteilen und damit meine Umgebung zum Glänzen zu bringen.

Fühlst du dich gerade unverstanden und allein? Dann begib dich auf die Suche nach deinen Seelenverwandten. Es gibt sie! Je mehr du zu dir stehst, desto eher werden sie auf dich aufmerksam. Und mit ein bisschen Glück hast du schon bald die Menschen um dich, die du suchst und die dich so annehmen, wie du bist!

WIE VERBUNDETE
MEINE WELTSICHT VERÄNDERTEN

Dank des Internets hatte ich Freundinnen und Freunde gefunden, die mich mit all meinen *Quirks* akzeptierten. Innerlich war ich stark und hatte Unterstützung. Aber in der Außenwelt gewann ich mit meinen Interessengebieten und Fähigkeiten immer noch keinen Blumentopf – so dachte ich zumindest. Die Stimmen, die mich in die Richtung der Meisterhaftigkeit (des maskulinen Wegs) und weg von der Sinnhaftigkeit (dem femininen Weg) drängten, waren zu laut. Ich hatte noch nicht erkannt, dass ich beides vereinen könnte.

Geht oder ging es dir auch manchmal so, dass du dich fragst, ob deine Talente oder Lieblingsbeschäftigungen jemals für etwas gut sein werden? So war es früher bei mir. Diese Zweifel waren sehr lange eine enorme Blockade in meinem

Leben und meinem Mindset. Aber nur bis zu einem bestimmten Zeitpunkt: Und zwar, bis ich an die Uni kam und meine Dozent*innen kennenlernte.

Ich entschied mich dafür, Germanistik zu studieren. Dadurch traf ich erwachsene Männer (und Frauen), die sich mit den Themen beschäftigten, die ich schon immer megaspannend fand! Für mich war es besonders beeindruckend, zu sehen, dass Männer meine Interessen teilten. Für mich als Malocherkind – wie man uns in meiner Heimat, dem Ruhrpott im Westen Deutschlands, nennt – war das zuvor unvorstellbar gewesen. Ich kannte privat keine Männer, die Gedichte lasen, Märchen analysierten oder Philosophie interessant fanden. Noch nie hatte ich außerhalb des Deutsch- oder Philosophieunterrichts mit jemandem über Erkenntnistheorie oder Narratologie sinniert – bis dahin! Das Ganze gab meiner Affinität zur Literatur und Philosophie unfassbar viel Rückenwind und ich erwarb Glaubwürdigkeit gegenüber mir selbst. Mein Gefieder wurde ordentlich durchgepustet, und damit wurden auch meine Glaubenssätze durcheinandergewirbelt! Ich fühlte mich plötzlich auch in der Außen- und Berufswelt validiert, außerhalb meiner Subkulturen. Ich interessierte mich für Themen, mit denen sich Menschen ernsthaft beschäftigten, sogar wissenschaftlich, und sie konnten ihr Leben damit finanzieren! *Mind. Blown.*

Voller Freude widmete ich mich Seminaren über Harry Potter und Superheld*innen, meine Studienschwerpunkte wurden schließlich Märchen- und Mythosforschung sowie die fantastische Literatur. Mir war vorher nicht klar gewesen, dass so was an der Universität überhaupt möglich war! Ich hatte gedacht, ich müsste mich vorwiegend mit Theorien und Klassikern beschäftigen. Aber mein unzerstörbarer, intuitiver Wunsch nach einem Studium hatte mich hierhin geführt – genau an den richtigen Ort und in das richtige Umfeld.

Gibt es in dir auch etwas, was du gern machen würdest, Heldin? Aber das du doch nicht tust, weil du dich selbst nicht ernst (genug) nimmst?

Bei mir war es das Schreiben und meine Liebe zu Geschichten. Ich wusste immer, dass ich schreiben will – irgendwie. Für ein Magazin. Als Romanautorin. Als investigative Journalistin (wie meine Idole Lois Lane und Chloe Sullivan aus dem Superman-Universum). Egal wie! Ich liebte Geschichten, wollte über sie schreiben und sie erfinden. Ich war voll in meiner Creatrix-Kraft und erstellte als Jugendliche zwei Magazine, die ich nach der Schule am Supermarktkopierer vervielfältigte. Danach schickte ich sie an meine circa fünf Abonnent*innen. Eines davon war ein Anime-und-Manga-Magazin namens AniMa. Den Namen hatte ich gewählt, weil mir das lateinische Wort für »Seele« so gut gefiel. Anscheinend hatte mich C. G. Jungs Konzept schon damals unbewusst ergriffen … Ich brannte jedenfalls fürs Schreiben. Ich liebte es! Es erfüllte mich, es machte mir Freude, es gab jedem Tag meines Lebens einen Sinn und beseelte mich. Ich konnte mir nichts anderes für meine Zukunft vorstellen.

Wäre da nie die Frage gewesen, womit ich mal Geld verdienen werde … Denn ich kannte keinen einzigen erwachsenen Menschen mit einem kreativen Job. Das sorgte bei mir für viele Sorgen, Kopfzerbrechen und Existenzängste. Oder den Ausblick auf ein langweiliges Leben im Büro mit einem Job, bei dem meine Kreativität verkümmern und schließlich im Nichts versinken würde wie eine einst florierende Zivilisation, von der heute nur noch ein paar moosbewachsene Ruinen übrig sind.

Während des Studiums änderte sich diese dystopische Zukunftsaussicht in einen hoffnungsvollen Ausblick auf mein kommendes Leben. Ich schwamm auf einer Welle der externen Anerkennung: Meine Noten waren besser als in der Schule, weil ich endlich nur noch das machen musste, was mir lag und was ich liebte. Besonders halfen mir jedoch zwei Dinge: Einer meiner Dozenten, den ich wegen seines spannenden Forschungsschwerpunkts (Popkultur) und hilfreichen Feedbacks am meisten von allen schätzte, äußerte sich besonders positiv über meine wissenschaftlichen Arbeiten und meine Schreibe. Später hatte ich ein Seminar über kreatives Schreiben bei einem bekannten Buchautor und Journalisten, der meine Einreichung besonders gut fand. Er las meinen Text im Kurs vor und lobte ihn. War ich stolz!

Ich hatte endlich Bestätigung von vertrauenswürdigen (und noch dazu männlichen) Autoritäten, dass ich wirklich was konnte! Meine Affinität zum Schreiben fühlte sich endlich wie etwas »Wichtiges«, »Nützliches« an. Ich durfte diese Fähigkeit meistern UND sie hatte gleichzeitig einen Sinn! Ich weiß nicht, wie mein Leben verlaufen wäre, wenn ich diese Anerkennung nie erhalten hätte. Oder wenn ich mich für ein anderes Studienfach – oder auch nur für eine andere Uni mit Dozent*innen, die mich weniger stark geprägt hätten – entschieden hätte. Hätte ich weniger Mut gehabt, meinen Träumen zu folgen? Hätten Selbstzweifel meine Ambitionen irgendwann vollkommen erstickt? Zum Glück muss ich das gar nicht wissen, denn meine Entscheidung führte mich zu diesen Punkten in meinem Leben. Ich bekam genau das, was ich damals brauchte, um meine Unsicherheit zu beseitigen: die Validierung meiner Bestimmung, meines Lebenssinns, meiner Essenz, die ich für mein Leben auserkoren hatte. Rückenwind für die einzige Heldinnenreise, die ich immer hatte gehen wollen und die sich immer nach MIR angefühlt hatte. Alle erwarteten Hürden wurden von diesem Sturm weggeweht. Mein Weg war frei und mein Ehrgeiz geweckt! Und das soll etwas heißen, denn Ehrgeiz war keine Emotion, die ich bis zu diesem Zeitpunkt besonders oft verspürt hatte. Mein *Animus* war – auf eine positive Art und Weise – erwacht!

BRINGE DEINEN INNEREN TYRANNEN ZUM SCHWEIGEN!

»Du wirst allein enden. Alle werden dich verlassen, weil du so seltsam bist!«

»Du wirst nirgendwo dazugehören!«

»Du bist zu dumm dafür!«

»Du wirst keinen Job finden!«

»Du bist nicht nützlich genug für die Gesellschaft!«

»Deine Talente sind sinnlos!«

Kennst du diese Sätze, die dir dein innerer Tyrann ins Ohr flüstert? Damit erkennt er dir ab, was dich ausmacht. Deine Kreativität, deine Besonderheit, deine Spiritualität, deine Emotionalität, deine Femininität – und damit deine Essenz. Manche Menschen erleben ihn auch im Außen. Dann ist der Tyrann eine Person, die deine Interessen und Talente herunterspielt oder schlechtredet.

Der innere Tyrann ist ein Symptom der alten Ordnung, eines veralteten Frauenbilds der wartenden und passiven Frau. Er konfrontiert dich mit deinen negativen Ansichten des Femininen und will, dass du angepasst, still und nützlich bist. Aber wo bleibt dabei, was DU von deinem Leben willst?! Wenn du aufbrechen und aktiv werden willst, wird es Zeit, dass du ihn in die Schranken weist. Aber es ist auch wichtig, dass du dir bewusst machst, welche dieser Aussagen du selbst verinnerlicht hast –

und welche davon du als negativ wahrnimmst, obwohl sie es eigentlich nicht sind. Das passiert nämlich oft: passiv zu sein hat auch positive Seiten, genauso wie sich anzupassen. Aber eben nicht immer, und darum geht es hier! Diese einseitige Sicht muss beendet werden.

Fällt dir auf Anhieb jemand ein, der dich auf diese Art und Weise beeinflusst – oder beeinflusst hat? Ein äußerer Tyrann kann mit der Zeit zu deinem inneren Tyrannen werden, wenn sich seine Worte in dein Unterbewusstsein gefressen haben. Anzeichen dafür können Gefühle von Wertlosigkeit sein oder Gedanken, die aus dem Nichts kommen und dich runterziehen.

Mein innerer Tyrann wurde beispielsweise durch die Schule gefüttert. Niemals werde ich die Erinnerung an den Chemieunterricht los, in dem ein Lehrer mich über Wochen in jeder Stunde nach vorn rief, um die Inhalte aus der Vorwoche zu rekapitulieren. Ich fühlte mich so gedemütigt und bekam vor Schmach kaum ein vernünftiges Wort raus, obwohl ich mich jedes Mal intensiv vorbereitet hatte, um nicht zu versagen. Ich war mit etwa zwölf Jahren noch viel zu schüchtern, um für mich einzustehen und mit solchen Situationen zurechtzukommen. Zum Glück sagten meine Klassenkamerad*innen irgendwann, dass es lächerlich sei, immer mich nach vorn zu holen. Sie beendeten dadurch zwar diese für mich schreckliche Zeit, aber da war der Schaden schon getan. Der Tyrann, der mich durch seine Autorität demütigen konnte und durfte, war geboren. Es war ein langer Weg, bis ich für mich einstehen konnte. Ein anderer Lehrer legte meiner Mutter ans Herz, mit mir zum psychosozialen Dienst zu gehen, weil ich mich im Unterricht nie meldete. Dabei war ich bloß schüchtern, wie viele Zehnjährige es sind. Aber durch diese Erlebnisse fiel es mir lange schwer, vor anderen Menschen zu sprechen, da ich immer die Angst mit mir trug, »unnormal« oder zu dumm zu sein, und weil ich immer dieses Gefühl der Demütigung aus dem Chemieunterricht spürte. Bis heute schreibe ich lieber, als zu sprechen, aber mir ist bewusst, dass es diese Tyrannenmacht in mir gibt. Ich stelle mich ihr, so oft ich kann. Jedes Video, das ich öffentlich poste, ist mein Sieg über diesen Tyrannen!

Du musst ihn identifizieren – damit meine ich all seine Gesichter, derer er viele hat. Denn erst, wenn du ihn kennst, kannst du es mit ihm aufnehmen. Aus der christlichen Mythologie entstammt das Prinzip, dass Macht über eine Entität entsteht, wenn sie benannt wird oder wenn ihr Name bekannt ist. Überlege dir gern einen Namen für deinen Tyrannen – dann hast du ihn ein Stück weiter in dein Bewusstsein geholt und kannst dich mit ihm auseinandersetzen. Ihm Fragen stellen, ihm seine Worte im Mund umdrehen … Du kannst ihn bezwingen! Er kann dich dann nicht mehr aus den Untiefen des Unbewussten heraus überrumpeln und attackieren.

Lass dich von seinen Worten nicht beirren, Heldin: Du darfst all deine Seiten ausleben, ganz egal, wie die Gesellschaft und dein innerer Tyrann sie bewerten! Sie sind wichtig für dich und für die Welt. Und sie verleihen dem Ausdruck, was dir innewohnt. Denke daran, wie viel Gutes du bewirken kannst, wenn du in deiner Macht bist. Diese Motivation kann dir helfen, deine Stärke zu finden und deine Zweifel zu verlieren. Denke immer daran: Nur wenn du vollkommen DU bist, wirst du dich heilen. Behalte darum die Verbindung zu deiner Einheit aus Körper, Geist und Intuition immer bei. Arbeite daran, sie weiter zu stärken und auf sie zu hören.

Hörst du in dir diese Stimme, die dir sagt: »Damit kannst du kein Geld verdienen« – »Du bist zu sonderbar« – »Mach was anderes« – »Das will eh keiner lesen« oder »Mit deinen Talenten wirst du nicht weit kommen«? Dann hörst du den inneren Tyrannen, der aus dir spricht, ganz deutlich – deinen Gegen-

spieler! Du musst deine Kräfte mobilisieren und ihn bekämpfen, Heldin. Aber nicht allein! Wenn du auf deiner
Heldinnenreise wohlwollende Verbündete findest, helfen sie
dir im Kampf gegen ihn. Wie du an meiner Geschichte siehst,
sind sie eine enorme Unterstützung dabei, wenn dein Weg ver-
sperrt ist oder wenn du dich selbst noch nicht vollständig annehmen kannst. Der Tyrann will nicht, dass du deinen Lebenssinn auslebst und mit deinen Ambitionen nach außen gehst.
Er nimmt dir dein Selbstvertrauen und die Zuversicht, dass du
mit deinen Neigungen etwas in der Welt bewegen kannst.

Am besten helfen dir Mentor*innen mit positiven maskulinen
Eigenschaften – mit einem starken Animus – dabei, den
Tyrannen verstummen zu lassen. Diese inspirierende Person hat
einen starken Lebensdrang in sich und sieht den Wert in dem,
was du tust. Mentor*innen mit diesen Eigenschaften wissen,
dass Erfolg und Meisterhaftigkeit etwas Gutes sind, und nichts,
wofür du dich schämen musst. Sie pushen dich dazu, aktiv zu
werden und dein Leben zu ordnen, vor allem in der äußeren
Sphäre. So helfen sie dir mit ihrer positiven Stimme dabei, die
negative Stimme des Tyrannen zu ersetzen. In meinem Fall ent-
stand durch gesellschaftlich anerkannte Animus-Eigenschaften
(hier Meisterhaftigkeit und Erfolgsaussichten in Literatur-
wissenschaften) eine Stimme in mir, die mir sagte: »Du bist
talentiert« – »Ich glaube an dich« und »Du kannst mit dem
Schreiben weit kommen«!

Es spendet viel Kraft, wenn du dir vergegenwärtigst, welche
positiven Aspekte deiner Mentor*innen du in dir verankert hast
und lebst. Dadurch wirst du sehen, wie stark sie dein Leben bereichern und verändern! Sie haben einen Anteil an dem Goldstaub, der in dir schlummert. Sie haben dir geholfen, damit du
die Person wirst, die du jetzt bist: eine Heldin, die ihre Reise be-
streitet. Und das unsichtbare Band, das dich mit ihnen verbindet, ist immer da, wenn du es brauchst. Du wirst es sehen,

wenn die Dunkelheit überhandnimmt. Dann wird es dich wieder ans Licht führen!

Gleichzeitig ist es wichtig, dass du dich nicht nur den positiven Kräften in deinem Leben widmest. Du musst auch dem inneren Tyrannen genau zuhören – drücke ihn nicht nur von dir. Wenn du ihn zurück ins Unterbewusstsein drängst, sabotiert er dich, ohne dass du ihn bemerkst. Also hol ihn lieber in dein Bewusstsein! Was sagt er dir und was bedeutet das für dich? Welche seiner Worte hast du dir stark zu Herzen genommen und zu einem Teil von dir selbst gemacht? Deine Gegenspieler*innen haben einen genauso starken Einfluss auf dich wie deine Mentor*innen, nur im negativen Sinne. Sie können einen dunklen Schleier über dein Leben werfen, den du dir bewusst machen musst. Nur dann kannst du ihn entfernen und wieder zuversichtlich in deine Zukunft blicken. Deine Mentor*innen verleihen dir die Stärke, damit du dich dem Tyrannen stellen kannst!

KREATIVE VERBÜNDETE ALS POSITIVE KRAFT IN DEINEM LEBEN

Eine große Hilfe auf deiner Heldinnenreise können dir kreative Menschen sein. Ich lernte an einem bestimmten Punkt in meinem Leben viele Menschen – insbesondere Männer – kennen, die sich mit Kunst beschäftigten und die mit dem Herzen dabei waren. Ich fühlte mich mit ihnen auf einer emotionalen Ebene verbunden und fand leichter Zugang zu ihnen als zu Männern, die ihre Kreativität nicht auslebten. Es tat gut, Männer kennenzulernen, die ähnlich für ihre Kunst brannten wie ich!

Viele Frauen kennen »von Haus aus« solche Männer nicht, es sei denn, sie wachsen in einer Künstler*innenfamilie auf. Dazu gehörte auch ich: Meine Großväter und manche meiner Onkel waren zwar teilweise künstlerisch aktiv (durch Musik, Malerei und Kalligrafie), aber das erlebte ich nicht live mit. Ich kannte nur die Ergebnisse oder Erzählungen darüber, aber nicht den Prozess. Es war erfrischend für mich, durch meine Freunde und Bekannten zu erleben, dass auch Männer ihre Kreativität offen ausleben und damit ihre feminine Seite zeigen.

Es wird dir später auf deiner Heldinnenreise zugutekommen, wenn du eine positive Art von Maskulinität kennenlernst: Deine eigene maskuline Energie kann sich auf diese Erfahrungen stützen und somit eine positive Kraft in deinem Leben sein, die dich schützt und dir Bestätigung in deinem Tun gibt. Behalte in deinem Herzen, wie es sich anfühlt, wenn du deine Verbündeten bei ihren kreativen, sinnstiftenden Aktivitäten siehst und ihre Kunst spürst. Dieses Gefühl ist ein wertvolles Geschenk an dich, das du von deinen Verbündeten bekommst.

Wenn du deiner Bestimmung näherkommst, wirst du Menschen treffen, die einen ähnlichen *Drive* haben wie du. Du ziehst an, was du ausstrahlst! Darum empfehle ich dir von Herzen, deine Talente auszuleben und zu teilen. Ich bin mir ziemlich sicher, dass du dann neue Menschen kennenlernst, die mit dir diesen kreativen Lebensweg teilen wollen und dich nachhaltig inspirieren. Vielleicht auch so stark, dass sie für immer ein Teil von dir sind, der dich positiv bestärkt!

Eine Warnung möchte ich dir an dieser Stelle allerdings mitgeben, Heldin. So wichtig diese positiven Einflüsse durch maskuline Verbündete auch sind: Es ist genauso elementar, dass du nicht aufhörst, das Positive im Femininen zu sehen. Ich rühmte mich früher damit, besser mit Jungs beziehungsweise Männern auszukommen als mit meinesgleichen. Doch dadurch machst du das Feminine in dir schlecht – oder drückst feminine

Eigenschaften von dir, mit denen du nichts zu tun haben willst. Du siehst schon, wohin das führt: zu einer geschädigten Selbstannahme. Wenn du bemerkst, dass du diese negative, abschätzige Sicht auf das Feminine adoptierst, spricht wieder der innere Tyrann in dir!

Zum Vollkommenwerden gehört die Integration
negativer und positiver Aspekte gleichermaßen, Heldin.
Bleibe achtsam und reflektiert, damit du nicht von deinem Weg
abkommst und offen für alle Seiten des Lebens bist.

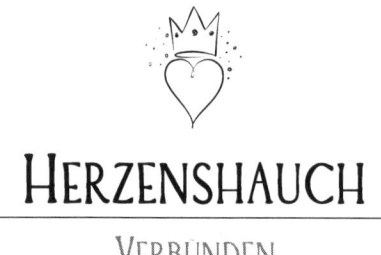

HERZENSHAUCH

VERBUNDEN

Werde dir bewusst darüber, wer deine Verbündeten sind oder ob du Verbündete brauchst, die dir den Rücken stärken.

FÜR HELDINNEN, DIE BEREITS VERBÜNDETE HABEN: LIEBE*R VERBÜNDETE*R ...

Schreibe einen Brief an deine*n engste*n Verbündete*n und teile ihr oder ihm Folgendes mit:

- In welchen Situationen hat sie oder er dir sehr geholfen?
- Welche deiner Stärken hast du von ihr oder ihm übernommen oder gelernt?
- Welche positiven Glaubenssätze hast du dank ihr oder ihm in dir?
- Beende deinen Brief mit einem Satz, in dem du deine Dankbarkeit ausdrückst.

FÜR HELDINNEN, DENEN VERBÜNDETE IM LEBEN FEHLEN:

Lege eine Liste mit Eigenschaften an, die deine Verbündeten haben sollen, welche Orte sie gern besuchen, welche Hobbys sie haben und so weiter. Entwirf ein genaues Bild dieser Personen. Du kannst auch Fotos von Menschen aussuchen, die so aussehen, wie du dir deine Verbündeten vorstellst.

Analysiere danach die Liste: Wo könnten sich solche Personen online oder offline aufhalten? Und wie könntest du Kontakt zu ihnen bekommen?

Schreibe einen Brief an deine*n zukünftige*n engste*n Verbündete*n.
- In welchen Situationen wünschst du dir Unterstützung?
- Wie fühlst du dich, wenn du sie oder ihn gefunden hast?
- Beende deinen Brief mit einem Satz, in dem du deine Dankbarkeit ausdrückst.

Behalte diese Bilder im Kopf und gehe mit offenen Augen sowie offenem Herzen durchs Leben. Sei aufmerksam! Deine Verbündeten warten auf dich …

GEDANKENFLUG

VERBUNDEN

Schreibe all deine Stärken auf. Wer hat dir dabei geholfen, diese Stärken in dir zu erkennen oder sie zu zeigen? Welche Namen tauchen besonders oft auf?

Schreibe deine Schwächen auf. Wer von deinen Verbündeten könnte dir dabei helfen, diese Schwächen anzugehen?

Wessen Worte haben dir viel bedeutet oder dein Leben in eine andere Richtung gelenkt?

Wie heißt dein innerer Tyrann?
Was flüstert er dir zu?
Wie kannst du das, was er dir sagt, umdrehen, sodass es positiv ist? (Beispiel: »Du bist nicht nützlich genug für die Gesellschaft« wird zu »Ich bin für andere Menschen da und bereichere dadurch ihr Leben«.)

Welche Menschen in deinem Leben sind das Gegenteil von Verbündeten? Welche ziehen dich runter oder verleiten dich zu negativen Gedanken?

Welche Glaubenssätze hast du in dir, die dich dabei blockieren, deine Träume zu verfolgen, und bei deren Auflösung dir Verbündete helfen können?

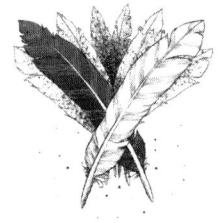

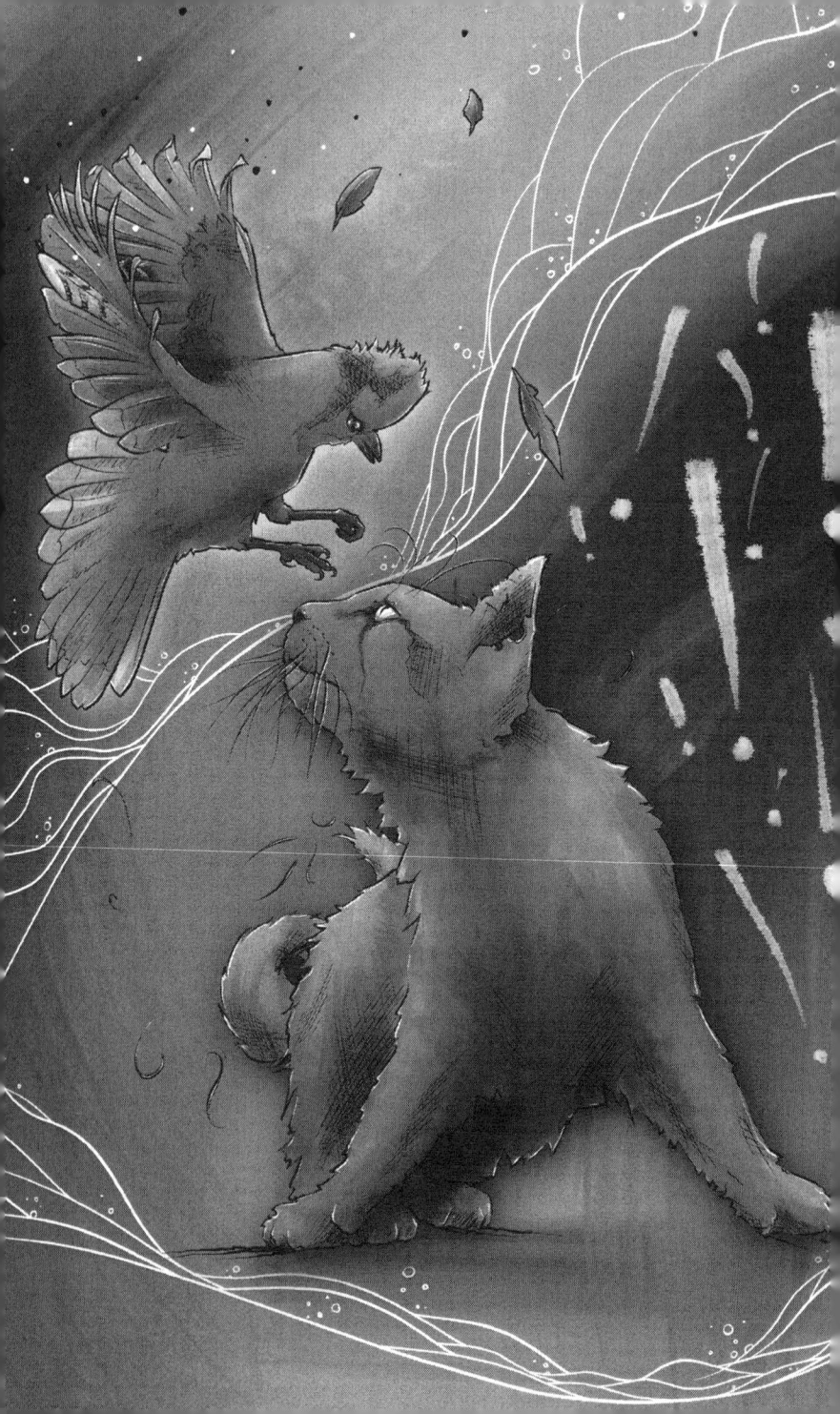

KÄMPFEN

sie werden kommen, heldin –
die gegenspieler
die dir deine welt nehmen wollen
sie verstehen deinen weg nicht
oder sie beneiden dich um ihn
ihre worte sind gift –
bleib auf deinem pfad
sei stark
und nutze alles, was in dir steckt –
dann wirst du siegen
und deinen weg furchtlos weitergehen.

Wenn der Schlaf nicht kommen will, es im Bauch zieht oder du dich fühlst, als müsstest du auf der Hut sein – dann ist die Zeit gekommen, um zu kämpfen, Heldin. Für das, was dir lieb und teuer ist. Für das, was du bist. Für dich! Dein Herz schlägt schneller, dein Atem rast. Du weißt, dass die Gefahr da ist, du spürst sie vielleicht sogar oder siehst sie. Sie ist aus dem Unbewussten in die Sphären deines Bewusstseins aufgestiegen wie ein Brandbeschleuniger. Sie erweckt dein Feuer, deine Wut.

Wie der kleine Vogel in unserer Geschichte es tun musste, wird es auch bei dir so weit kommen, dass du das, was dir lieb ist, verteidigen musst. In diesem Moment ist Stärke das, was dich beisammen und am Leben hält. Aber du fühlst dich nicht unbedingt stark. Du willst dieses Bündel an schlechten Gefühlen in dir loswerden, rauslassen ... Und das darfst du. Die ständige Wachsamkeit schwächt dich, macht dich verletzlich. Sie zeigt sich vielleicht in Tränen. Oder in sich ständig wiederholenden Gedanken. Du lässt sie zu, du lässt sie los, und du setzt dich wieder zusammen – um dich mit all deinen Emotionen in Unisono deinen Herausforderungen zu stellen.

Du ballst die Fäuste und sammelst dort all deine Gefühle – Wut, Trauer, Ungewissheit, Selbstzweifel, Zukunftsangst, Aufregung, Neugier, Aufbruchsstimmung, Sorgen, Verlustangst und alles, was du sonst noch spürst – und bindest sie in goldschimmernden Lagen, Schicht für Schicht, um deine Hände, wie sich Kämpfer*innen vor ihrem großen Auftritt eine Bandage umwickeln. Alles Positive und Negative davon bist du. Dieses

Leuchten ist deine kumulierte Macht, um die Konzepte, Menschen und Ängste zu besiegen, die vor dir liegen und dich hemmen. Du spürst es ganz deutlich, und du erinnerst dich an dein großes Ziel, die Krone am Ende deiner Heldinnenreise … Und dann stehst du fest mit beiden Beinen auf dem Boden, nimmst deine Kampfstellung ein und gibst alles, was du hast. Alles, was du bist. Alles für DEIN Ziel, Heldin.

Kämpfe!

WAPPNE DICH MIT DEINER STÄRKE

Du bist losgegangen, hast dich der Welt da draußen zugewandt – und findest mehr und mehr heraus, dass sie dir eine Herausforderung nach der anderen stellt. Menschen, die dir Steine in den Weg legen. Konzepte und Glaubenssätze, die dich aufhalten. Ängste, die plötzlich aufkommen und dich bei deinem Fortschritt lähmen.

Es ist gar nicht so leicht, in diese Welt hineinzupassen … Aber willst du das überhaupt? Wirklich wichtig ist es, dass du dich und dein Ziel nicht aus den Augen verlierst! Dafür ist es essenziell, dass du deine einzigartige Stärke findest und nutzt. Sie ruht in deiner authentischen Essenz. Manchmal ist das Leben ein Kampf, und dann brauchen wir sie besonders: zum Schutz und als Unterstützerin! Ohne Klarheit über diesen Teil von dir wird es schwierig, bei diesem Gefecht als Siegerin hervorzutreten.

Definiere sie, bändige sie und nutze ihre Macht! Dann wirst du deinen Weg weiter bewältigen können und schwere Zeiten überstehen. Bist du bereit, deine Wahrheit zu verteidigen, Heldin?

WAS KOMMT JETZT? – EINE FRAGE, DIE MICH VOLLKOMMEN ÜBERFORDERTE

Wir müssen uns immer wieder Prüfungen stellen: in der Schule, am Ende der Schulzeit, in der Hochschule, im Job. Dabei taucht oftmals die Angst auf, nicht gut genug zu sein. Es ist die Angst, bei einer wichtigen Prüfung zu versagen.

Ich fiel nach meiner Unizeit – einer für mich sehr positiven und transformativen Phase – in ein tiefes Loch. Beziehungsweise fiel ich schon vor dem Ende dieser Zeit in ein Loch, weil ich so große Angst hatte, keinen Job zu finden. Mein Studium war gut gelaufen, ich hatte meinen Mentor gefunden, war an meinen Erfahrungen gewachsen, mir meiner Stärke bewusst geworden – trotzdem glaubte ich nicht daran, dass ich meinen Platz in der Arbeitswelt und somit in der Gesellschaft finden würde. Ich war trotz alledem schwach und ließ mich von meinen Sorgen in einen Strudel aus Selbstzweifeln und Zukunftsängsten reißen. Ich hatte nicht das Gefühl, dass meine Meisterhaftigkeit, die ich mir in meinen Stärken wortwörtlich durch meinen Masterabschluss erarbeitet hatte, ausreichen würde. Sinnhaftigkeit hatte ich in meinem Studium gefunden, aber würde das der Welt reichen?

Besonders klar ist in mir die Erinnerung an meinen fünfundzwanzigsten Geburtstag in meinem letzten Unijahr. Er fiel fast auf den Tag genau zwölf Wochen vor Abgabe meiner Masterarbeit und somit hatte ich noch drei Monate bis zu meiner Exmatrikulation. Es war ein wunderschöner Tag mit vielen Freund*innen. Trotzdem war ich am Abend überwältigt vor Sorge beim Gedanken daran, an welchem Punkt in meinem Leben ich wohl an meinem nächsten Geburtstag stehen würde. Bestimmt arbeitslos und/oder unglücklich! So dachte ich zumindest. Von Vertrauen in mich war damals keine Spur. Ich hatte schon ein paar Bewerbungen geschrieben, in denen ich meinen Abschluss angekündigt hatte. Entweder hatte ich gar keine Antwort oder sofort eine Absage erhalten. An meinem fünfundzwanzigsten Geburtstag war in mir die Überzeugung sehr stark, dass es so weitergehen würde und ich meinen Traum nie würde leben können. Dabei wollte ich so gern endlich einen Job haben und in meine erste eigene Wohnung ziehen … Endlich wirklich losfliegen! Diesen Wunsch hatte ich mir sogar als Schlüssel (natürlich einem aus Sailor Moon) und Feder auf den Fuß tätowieren lassen. Damals wusste ich noch nichts übers Manifestieren, sonst hätte ich vielleicht mehr Vertrauen in die Zukunft gehabt.

Du willst wissen, was wirklich passierte? Ich erzähle es dir gern, damit du nicht denselben Fehler machst wie ich: Schon zwei Monate nach meinem Abschluss zog ich in eine neue Stadt, weil ich einen Job gefunden hatte. Ich fand eine hübsche, aber trotzdem bezahlbare kleine Wohnung und startete endlich in mein eigenes Leben. Alles war ganz easy gelaufen, ich hatte insgesamt nur drei Vorstellungsgespräche gebraucht. Obwohl mir im Studium ständig suggeriert worden war, dass ich ohne einige Praktika keinen Job in der Medien- oder PR-Branche finden würde, war ich jetzt Redaktionsvolontärin in Köln. Dabei hatte ich bis auf mein Auslandspraktikum noch gar keine relevante Berufserfahrung gesammelt. Meine Sorgen, die mich besonders in den letzten Monaten meines Studiums geschwächt hatten, waren völlig unbegründet gewesen – und absolut verschwendete Zeit, die ich mit schöneren Gedanken hätte verbringen können, wie ich heute weiß.

Wenn ich jetzt auf mein Vergangenheits-Ich zurückblicke, denke ich vor allem eins: Hätte ich mich doch lieber vorher auf meine Stärke besonnen und voller Zuversicht in die Zukunft geblickt! Dann hätte ich meinen fünfundzwanzigsten Geburtstag uneingeschränkt genießen können, anstatt weinend im Bett zu liegen und mich selbst zu bemitleiden. Ich hätte mir einfach meine goldenen Handbandagen anziehen und denken können: »Egal, was jetzt kommt, ich kämpfe und gewinne!« Den Schlüssel zu meiner Freiheit hatte ich schließlich schon die ganze Zeit auf meinem Fuß dabeigehabt.

HÖRE NICHT AUF ANDERE – LAUSCHE DEM, WAS DEIN HERZ DIR SAGEN WILL

Ich habe mich in meinem Leben noch nie langfristig unsicher gefühlt, was meine Entscheidungen betrifft. Alles hat im Nachhinein immer Sinn ergeben. Bis auf die letzten Monate war das auch in meiner Studienzeit so gewesen und eigentlich war ich mir sicher gewesen, mir mit den Skills meinen Traum, vom Schreiben zu leben, erfüllen zu können. Doch der ständige Input von außen war in meine Gedanken gekrochen wie ein unsichtbares Gift. Er saß nicht so tief wie die Worte des Tyrannen, aber kratzte dennoch an meinem Selbstbewusstsein.

»Alle wollen ›was mit Medien‹ machen und es bewerben sich viel zu viele Leute auf eine Stelle!« (Bewerbungsratgeber)

»Germanistikstudierende enden meistens als Taxifahrer.« (Feuilleton-Artikel)

»Die meisten Geisteswissenschaftler*innen gehen wieder zur Uni zurück, weil sie keinen Job finden.« (Germanistik-Tutor an der Uni)

»Du hast ja mit dem Studium gar keine Berufserfahrung.« (Verwandte und Bekannte)

»Was kann man denn überhaupt damit machen?« (so ziemlich jeder Mensch, der kein*e Geisteswissenschaftler*in ist)

»Wie lange willst du eigentlich noch studieren?« (Familie)

»Du kannst ja zur Not immer noch Lehrerin werden.« (Familie)

Diese Aussagen, dass ich es schwer haben würde, umgaben mich sowohl in meiner akademischen als auch familiären *Bubble*. Auch die Presse malt alles andere als ein rosiges Bild für Geisteswissenschaftler*innen. Kennst du das, wenn du eine Laufmasche in deiner Lieblingsstrumpfhose entdeckst oder ein Loch in deinem kuschligsten Pulli? So wirkten diese Worte auf mein Selbstbewusstsein: Sie konnten es nicht zerstören, aber machten mich traurig und ich wäre gut ohne sie zurechtgekommen. Sie schwammen als Schandfleck an der Oberfläche meines Bewusstseins wie diese menschengemachte Insel aus Plastikmüll im Pazifik.

Geht es dir auch so mit deinen Aspirationen? Wird dir auch eingeredet, dass deine Stärken und Interessen es nicht wert seien, verfolgt zu werden, und dass du dein Leben damit gegen die Wand fahren würdest? Dann fühl dich umarmt, wenn du magst! Du bist nicht allein! Ich musste da auch durch, wie du siehst … Und vermeiden lassen sich solche Aussagen nicht, es sei denn, du ziehst dich auf eine einsame Insel zurück.

Ich wusste, ich kann was, und das, was ich studiere, ist nicht sinnlos. Aber dadurch, dass ich ständig diesen negativen Prophezeiungen zu meiner Zukunft ausgesetzt war, glaubte ich schließlich, dass es wirklich so kommen würde.

»Ich muss wohl Taxifahrerin werden! Dabei hab ich noch nicht mal einen Führerschein« war eine dieser Befürchtungen. »Da bewerben sich so viele Bessere, ich hab wahrscheinlich keine Chance« war eine andere. Wie viele Nächte und schöne

Tage wie meinen Geburtstag mir solche sorgenvollen Gedanken voller Selbstzweifel vergiftet hatten!

Weißt du, wann das passiert? Diese Ängste kommen hoch, wenn die Vorstellungen oder Erfahrungen anderer unsere eigene Wirklichkeit beeinflussen. Bitte lass das nicht mit dir machen! Manche dieser Menschen meinen es gut und wollen dich vor einer schlechten Erfahrung bewahren, die sie selbst machen mussten. Oder sie verstehen deine Lebenswirklichkeit nicht und wollen dir trotzdem einen Ratschlag geben. Andere wiederum sind neidisch darauf, dass du mehr erreichen könntest als sie, und legen dir mit ihrer Missgunst Steine in den Weg. Es gibt noch mannigfaltige weitere Gründe, warum dir Leute so was einreden wollen. Aber ich bitte dich inständig: Lass dich davon nicht beirren, Heldin! Du gehst DEINEN Weg und folgst DEINEN Sternen – was in den Sternen anderer geschrieben steht, muss nicht für dich gelten. Du hast deinen eigenen Sternatlas!

Du weißt schon, was du willst. Du bist schon bereit, zu kämpfen! Sammle deine Stärke und stelle dich diesen negativen Stimmen entgegen. Finde ihre Wurzeln und durchtrenne sie mit deiner goldbandagierten Faust. Löse dich komplett von diesen fremden Einstellungen, Konzepten und Glaubenssätzen. Dann kannst du wieder klar denken und deinem eigenen Weg folgen.

SO BLEIBST DU STARK

In Momenten voller Zweifel und Sorgen fühlt sich kein Mensch held*innenhaft. Eher im Gegenteil: Alles Gute scheint unerreichbar, das Ziel ist nur noch eine tonnenschwere Last und scheint völlig realitätsfern zu sein. Das weiß ich, weil es mir oft so ging. Umso wichtiger ist dann eins: Wickel deine Hände ein, besinne dich auf deine Stärke, kämpfe dich raus aus diesem Loch und lerne aus diesen Zeiten!

Du bist dir selbst dein eigener Quell der Sicherheit. Wie kannst du es schaffen, dir dieses Gefühl zu geben? Finde heraus, was dich stark macht: Sind es liebe Worte von Familie oder Freunden, die dir Rückhalt geben, wenn andere Menschen dein Selbstbewusstsein geschwächt haben? Ist es körperliches Training, damit du dich auch im Geiste wieder stark fühlen kannst? Ist es Meditation und Zeit mit dir, was dir Kraft schenkt? Oder sind es Ziele, die du dir steckst, und deren Erfüllung dein Selbstvertrauen steigern? Du hast viele Möglichkeiten, dich selbst zu stärken. Finde heraus, was dein Herz braucht, um schwierige Zeiten zu überstehen. Was wärmt dich, was stärkt dich, was löst in dir einen Sturm voller Goldstaub aus? Finde diesen Quell deiner Stärke, und du wirst deine Herausforderungen meistern. Ich fiebere mit dir mit und glaube an dich, Heldin!

Wenn du es geschafft hast, dich allen Widrigkeiten zu stellen, fühlst du dich bestätigt. Du weißt, dass du auf dem richtigen Weg bist – deinem Weg. Du bleibst dir selbst treu und lebst nicht das Leben, das andere von dir verlangen – sondern DEINS. Du weißt, dass du das Werkzeug besitzt, um dir dein Traumleben aus eigener Kraft aufzubauen: deine innere Stärke, die du jederzeit wie eine schützende und empowernde Bandage um deine Hand wickeln kannst. Und mit jedem Sieg kommst du deinem Ziel ein Stückchen näher.

Kämpfe dich durch und befreie deine Einzigartigkeit, Heldin!
Ich glaube ganz fest daran, dass du es schaffst.

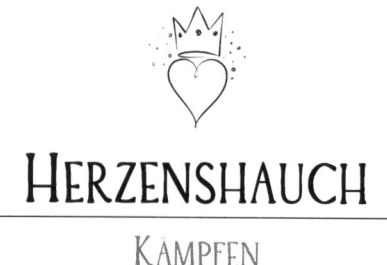

HERZENSHAUCH

KÄMPFEN

SCHLUSS MIT NEGATIVITÄT

Sammle negative Glaubenssätze, die du über dich und deine Fähigkeiten hast. Schreibe alle auf kleine Zettel. Schau sie dir genau an und stelle dir diese Fragen:

- Woher kommen diese Glaubenssätze?
- Wo ist die Wurzel?
- Hast du sie von anderen Menschen übernommen?

Schreibe diese Glaubenssätze in positive Botschaften um.

Beispiel: Ich werde keinen Job finden. → Ich finde meinen Traumjob und arbeite als (Traumjob einfügen).

Danach verbrennst du die negativen Glaubenssätze oder lässt sie durch einen Aktenvernichter laufen. Jetzt ist es an der Zeit, sie durch die neuen, positiven Glaubenssätze zu ersetzen!

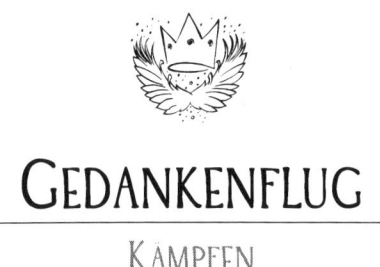

GEDANKENFLUG

KAMPFEN

Starte eine Liste mit deinen Ängsten oder Dingen wie Tätigkeiten und Konfrontationen mit anderen Menschen, die dir unangenehm sind – aber die dir bei deiner Weiterentwicklung helfen können.

Überlege dir dann, wie du jeden Tag fünf Minuten lang mutig sein kannst. Welche Dinge von deiner Liste kannst du abarbeiten? Dabei kannst du auch *Baby Steps* gehen, zum Beispiel eine mögliche Konversation aufschreiben und im Kopf durchspielen, bevor du dich traust, die Person wirklich anzusprechen.

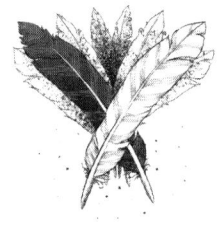

Reflektieren

halte inne, heldin
was hast du erreicht?
bist du erfolgreich?
wie fühlst du dich?
lerne, zu unterscheiden
zwischen schimmerglück und echtem glück –
ist dieses leben das richtige?
oder spürst du das verlorensein in dir?
dann geht deine reise weiter
mit der suche nach deiner essenz
mit der suche nach dir.

D u trittst an einen klaren See inmitten eines wunderschönen Waldes. Es ist ein sonnenheller Tag, kein Wind ist zu spüren. Du schaust auf die glitzernde Wasseroberfläche und siehst dein Gesicht. Deine Reflexion im klaren Wasser.

Es ist ein friedlicher Moment, und mit der Wärme der Sonne, die du in deinem Nacken und auf deinem Haar spürst, fühlst du dich sicher und angekommen. Du atmest tief durch.

Als du wieder auf das Wasser schaust, merkst du jedoch, dass dein Gesicht einen eher zweifelnden Ausdruck besitzt. Deine Augenbrauen sind leicht zusammengezogen, eine kleine Falte ist dazwischen zu sehen. Du stutzt. Auch deine Mundwinkel sind leicht zurückgezogen. In dir wird eine Frage laut: Sieht so ein Mensch aus, der wirklich angekommen ist – der wirklich glücklich und zufrieden ist?

Du gehst in die Hocke und schaust dir deine Reflexion genauer an. In deinem Bauch pocht es leicht und er zieht sich zusammen. Du verspürst Skepsis gegenüber deiner bisherigen Lebenswahrnehmung, die sich dir jetzt in deinem Spiegelbild zeigt, an diesem wunderschönen Tag, in diesem perfekten See.

Müsste nicht eigentlich alles in deinem Leben so perfekt sein wie diese reine, klare Wasseroberfläche? Schließlich hast du alles getan, was du konntest, um Sicherheit, Ehre und Anerkennung zu gewinnen. Du hast einen Abschluss gemacht, einen Beruf gelernt, einen Job gefunden. Du hast ein Dach über dem Kopf, kannst dir Essen leisten, vielleicht sogar Urlaube und Gimmicks. Ist es nicht das, was dich glücklich machen sollte? Mehr zu verlangen wäre doch nicht angemessen, ja, sogar gierig? Aber – hast du dabei nicht auch etwas eingetauscht, verloren, entzaubert?

Du merkst, wie dich diese Gedanken verstimmen. Du verspürst Melancholie, Trauer, Wut oder einen Mix aus diesen Emotionen. Dir wird im Angesicht deiner Reflexion im Wasser klarer denn je, dass dir etwas fehlt, obwohl dir eigentlich nichts fehlen sollte. Da ist noch etwas, was an deinem Herzen zerrt, schon immer. Du hast es bisher nur unterdrückt, um »zufrieden« zu sein. Nun fällt es dir auf: Wo ist die Magie geblieben, der ureigene Antrieb, den du in jüngeren Jahren gespürt hast, während du das gemacht hast, was dir wirklich Spaß gemacht hat?

Das Zerren deines Herzens wird jetzt stärker, als du an diesem perfekten Tag dein Abbild in diesem perfekten See siehst. Du stehst auf, nimmst dir den nächstbesten Stein und zielst mitten in dein Spiegelbild. Es verzerrt sich, verschwimmt – das Wasser ist in Aufruhr geraten. Die vollkommene Ruhe und Glätte sind Vergangenheit. Du erkennst dich jetzt selbst nicht mehr darin. So erging es auch der ehemals besonderen Vogelfrau in unserer Geschichte, als sie ihre besonderen Federn verloren hatte …

Etwas verschämt blickst du dich um, denn du hast etwas vor, was eher ungewöhnlich ist. Aber du bist allein. Niemand ist hier im Wald, der dich bewerten könnte. Niemand hier, der jetzt etwas gegen das sagen könnte, was du vorhast. Also fasst du einen Entschluss: Du entkleidest dich, Stück für Stück, und gehst in kleinen Schritten auf das Wasser zu.

Denn du hast bemerkt: Es ist Zeit, neu zu werden. All die Personae abzuschütteln, die du wie eine mehrschichtige Schutzkleidung um dein Inneres und um dein Herz gelegt hast. Es ist Zeit, anzuerkennen, dass mehr in dir schlummert. Dass deine Tiefen noch unerforscht sind. Dass der wahre Schatz deines Lebens noch in einem Graben tief unter der Oberfläche verborgen ist. Und du willst ihn endlich finden und ergreifen!

WIE GEHT ES DIR – WIRKLICH?

Wie geht es dir, Heldin? Ist dein Leben bequem? Gefällt es dir? Verläuft es in geordneten Bahnen? Bist du zufrieden?

Viele von uns landen irgendwann an der Stelle, an der sie ein geregeltes Leben führen: sicherer Job, fünf Tage die Woche arbeiten, zwei Tage ausruhen und wieder von vorn. Wir sind froh, dass wir monatlich Geld bekommen, ein Dach über dem Kopf haben, uns etwas Leckeres zu essen kaufen und auch mal etwas gönnen können.

Doch wofür belohnen wir uns, wenn wir uns etwas »gönnen«? Dafür, dass wir so tapfer im Hamsterrad durchhalten? Dass wir unsere Lebenszeit gegen Geld eintauschen und dabei nett lächeln, damit jemand anderes an uns verdient? Dass wir »gute Bürger*innen« sind, die ihr Leben anscheinend auf die Reihe bekommen haben?

Manche von uns wählen Karrieren, die uns das Gefühl von Sicherheit geben. Oder wir suchen für uns Berufe aus, die gesellschaftlich anerkannt und gut bezahlt sind, weil sie eher zur Männerdomäne gehören. Solche Geschichten haben mir meine Heldinnen oft erzählt, wenn ich Storys für sie entwickelt habe. Und alle davon kamen an denselben Punkt: Sie wurden ungeduldig, unglücklich, fühlten sich wie angekettet und manche von ihnen wurden sogar krank – körperlich und seelisch. Und das alles geschah, weil sie sich für einen vernünftigen Weg entschieden hatten (aus welchen Gründen auch immer), anstatt auf ihre Intuition zu hören. Der Tyrann, der nach einem anerkannten Job strebte, war lauter als die Creatrix, die sich selbst verwirklichen wollte. Sie bekam dadurch nicht die Aufmerksamkeit und die Kraft, die sie gebraucht hätte, um ein Leben abseits dieser allgemein anerkannten Vorstellung des Erfolgs für sich zu kreieren. Ihre Schöpferkraft wurde ignoriert und verstummte schließlich, zusammengekauert in einer dunklen Ecke des Bewusstseins.

Es ist wenig romantisch, aber: Wir alle brauchen in unserer Gesellschaft Geld, um zu überleben. Und um es zu bekommen, wählen viele von uns die sicheren, gut bezahlten Jobs. Doch das sind viel zu selten die Tätigkeiten, die uns erfüllen – sondern die, die uns als Sicherheit verkauft werden oder von denen wir aus verschiedenen Gründen nur gedacht haben, dass sie perfekt für uns wären.

Das Schimmerglück des Erfolgs

Viele von uns werden erfolgreich in dem, was wir tun – selbst dann, wenn es nicht der Pfad ist, den wir eigentlich gehen wollten. Und für unsere Leistungen bekommen wir Anerkennung im materiellen Sinn: einen guten Verdienst, ein schickes Auto, tolle Urlaube oder ähnliche Dinge. Das sind zwar nette Belohnungen, aber sie sorgen nicht von Grund auf für Zufriedenheit. Im Unbewussten leben noch die Träume, die wir als Kinder oder junge Menschen hatten. Das Verlangen danach, das zu tun, was wir als sinnstiftend empfinden und was wir eigentlich immer werden oder machen wollten … Hast du es auch schon gespürt, Heldin?

Früher oder später stellt sich trotz dieses vermeintlichen Glücks – dieses Schimmerglücks – meistens die Frage: »Ist das wirklich das, was ich vom Leben will?« Diese nach außen gerichtete Art des Erfolgs ist nämlich eigentlich sehr maskuliner Natur: Wir ordnen auf diese Art mithilfe unserer Jobs und Statussymbole unser Leben, also unser Königreich, im Außen. Aber unser Herz will eigentlich etwas anderes. Es will, dass die innere Heldinnenreise weitergeht und dass wir das tun, worauf wir eigentlich immer Lust gehabt haben.

Wird es dir schon klarer, warum du aus diesem Kreislauf ausbrechen möchtest, Heldin? Hast du auch schon gespürt, dass dein Herz dir eine andere Richtung vorschlagen wollte als die, auf die du bisher hingearbeitet hast? Fühlst du dich im Außen wohl, aber im Innen leer?

Wenn deine Antwort auf alle oder manche dieser Fragen »Ja« lautet, hast du in diesem »Ja« deine ureigene Energie gespürt – die Kraft, die im kollektiven Unbewussten schlummert. Denn das Feminine steht für das Chaos – und es strebt danach, »Unordnung« zu schaffen. Unsere spirituelle Entfaltung ist gefährdet, wenn wir in ein starres Korsett aus gesellschaftlichen Normen gequetscht werden. Unsere Vorfahrinnen wurden sogar wortwörtlich in diesen Dingern geformt, um einem bestimmten Bild zu entsprechen. Wollen wir das wirklich immer noch mit uns machen lassen? Oder wollen wir lieber abenteuerlustig, befreit und wild sein, indem wir unseren eigenen Weg gehen? Willst du das Chaos in dir erwecken und deine äußere Ordnung so richtig durcheinanderwirbeln, in diesem Sturm deinen Goldstaub entdecken und dich danach neu zusammensetzen?

Schimmerglück scheint nur auf den ersten Blick echtes Glück zu sein. Geld und Sicherheit sind nicht schlecht und können ein Gefühl von Zufriedenheit auslösen, keine Frage. Aber erfüllen dich diese beiden Faktoren wirklich? Oder schreit dein Herz nach mehr? Spürst du den Ruf nach der Wildnis, nach deinen Träumen, nach den Sternen?

DER WUNSCH NACH EINEM BESONDEREN LEBEN

Auch mir ging es so, Heldin. Ich wollte immer mehr erreichen, als mein Leben mit einem Durchschnittsjob zu verbringen. Ich konnte mir nichts Langweiligeres vorstellen als einen Bürojob, vor allem, nachdem ich in der Schule in Praktikum im öffentlichen Dienst gemacht hatte. Für manche Menschen ist es ein Traum, einen so geregelten Job zu haben. Auf mich traf das Gegenteil zu. Ich hatte schon immer das Ziel vor mir gehabt, dass ich studieren wollte – allerdings ohne eine echte Vorstellung davon, was mich währenddessen oder danach erwarten würde. Das war mir zu dem Zeitpunkt auch vollkommen egal, denn ein Studium erschien mir als der Schlüssel zur Freiheit, den in meiner Familie bisher niemand erhalten hatte. Ich war ein typisches Arbeiterkind aus dem Herzen des Ruhrpotts ohne akademisches Umfeld. Einer meiner Onkel hatte Germanistik studiert, und vielleicht hätte ich in ihm einen Verbündeten gefunden. Doch leider lernte ich ihn nie kennen, weil er schon vor meiner Geburt verstorben war. Manche Männer aus meiner Familie hatten ihr Glück im MINT-Bereich versucht, aber das Studium nie beendet.

Zwischendurch schien es, als würde ich diese Familientradition fortsetzen und ebenfalls einen Weg außerhalb des universitären Bereichs einschlagen. Als Jugendliche sank mein Interesse an der Schule enorm. Ich hatte Menschen gefunden, die meine Interessen teilten, und Zwischenmenschliches war natürlich viel spannender für mich als der Schulstoff – vermutlich wie für die meisten Teenager*innen. Und als Extravertierte wollte ich so viel Zeit mit meiner Clique verbringen wie möglich, online und offline. Außerdem war meine Kreativität sehr stark ausgeprägt, und meine Freizeit bestand fast nur aus Zeichnen und Geschichtenschreiben. Eigentlich hatte ich mich gefunden und war glücklich, aber dadurch war die Schule, der ich mich vorher gern und konzentriert gewidmet hatte, in den Hintergrund getreten. In ein paar Fächern war das besonders ersichtlich an den Noten, die sich zunehmend verschlechterten. Nur noch in Latein brachte ich Ehrgeiz auf, weil ich die Sprache so cool fand (und meinen Lieblingslehrer nicht enttäuschen wollte). In den anderen Sprachen blieben meine Zensuren nur konstant, weil ich auch ohne großartiges Lernen gute Noten schrieb. Trotzdem bekam ich, ehemalige Klassenbeste und Musterschülerin, in der zehnten Klasse einen blauen Brief (wenn du es genauer wissen willst: in Mathematik und Geschichte). Traf mich das? Ja, schon! Ich wollte nicht sitzen bleiben und von meinen besten Freundinnen getrennt werden. Außerdem wollte ich doch unbedingt später studieren! Dafür musste ich auf jeden Fall in die Oberstufe versetzt werden.

Meine Eltern hatten zu der Zeit Bedenken, ob das Abitur vielleicht für mich zu schwer sein könnte. Also boten sie mir an, dass ich die Schule nach der zehnten Klasse verlassen und eine Lehre antreten könnte. Ihr Vorschlag: Ich könnte Bankkauffrau werden! Ein sicherer Job. Ich spielte das Szenario in meinem Kopf durch und es war der Horror für mich. Ich wollte auf gar keinen Fall mein Leben in einer Bank verbringen! Wo sollten da meine ganzen Ideen und meine Kreativität Anwendung finden? Ich hatte doch andere Träume: Mein Ziel war es, entweder mit dem Zeichnen oder Schreiben mein Geld zu verdienen. Etwas anderes konnte ich mir nicht vorstellen!

Ich bin meinen Eltern für diesen Vorschlag allerdings wirklich dankbar: Angetrieben vom Horrorszenario des Bankkauffraudaseins schaffte ich es aus eigener Kraft, meine Noten zu verbessern. In dieser Zeit wurde mir klar, dass ich das Abitur auf jeden Fall brauchte, um studieren zu können und später etwas (aus meiner Sicht) Cooleres zu machen.

Was genau das sein sollte, wusste ich noch nicht. Aber auf jeden Fall etwas Kreatives – und dafür brauchte ich ein Studium! Das war das Einzige, das für mich vollkommen eindeutig war. Zum Glück endete meine schlechte Phase in der Schule nach diesem Jahr. Mir fiel die Oberstufe meistens leicht. Meine Noten verbesserten sich wieder und dank einer neuen, großartigen Mathelehrerin hatte ich sogar Spaß am Rechnen. Keine

Ahnung, ob es mir wegen meiner Angst vor dem Durchschnittsjob gelang, Hobbys und Schule genug Zeit zu schenken, oder ob die zehnte Klasse einfach superschwer gewesen war – jedenfalls hatte ich bis zum Abi mein Ziel vor Augen, mit dem ich den Grundstein für ein besonderes Leben legen wollte: ein Studium! Ich verspürte den Ruf nach mehr. Auch wenn ich nicht den Funken des Wissens hatte, wie ein Studium läuft und was ich dann später damit machen könnte. Ich ging einfach davon aus, dass dies die einzige und richtige Möglichkeit für mich sei. Und das stellte sich als richtig heraus, trotz aller Ahnungslosigkeit. Meine Intuition hatte mich nicht getäuscht.

Hast du einen solchen Antrieb auch, Heldin? Dann folge ihm! Verliere ihn nicht aus den Augen, denn sonst verlierst du dich. Das gilt auch, wenn du noch nicht genau weißt, was du von deinem Ziel haben wirst. Wenn es sich richtig anfühlt, dann gib alles, um es zu erreichen! Vielleicht musst du, wie ich, erst tief fallen, um diese Motivation in dir zu finden. Oder vielleicht brauchst du einen Schubs von außen, der dir zeigt, was du zu verlieren hast, wenn du dem Weg folgst, den die anderen auch gehen. Ich bin mir sicher, dass auch du schon weißt, wie du dahin kommst, wo du hinwillst. Und wenn du diesen Ruf hörst, gib dir einen Ruck!

VERLOREN IM DICKICHT DES ALLTÄGLICHEN

Neun Jahre nach der zehnten Klasse war es dann so weit: Ich hatte mein Abitur gemacht und danach zwei Bachelor of Arts und einen Masterabschluss absolviert. Zwischendurch hatte ich Journalistin werden wollen, aber die stressigen Aussichten – chaotische Arbeitszeiten und niedrige Verdienstmöglichkeiten, von denen ich bei Veranstaltungen zur Berufspraxis gehört hatte – hatten mich abgeschreckt. Ich wollte gern weiterhin Freizeit neben dem Job haben, das war mir sehr wichtig! So fiel nach einiger Recherche meine Wahl schließlich auf Public Relations, auch bekannt als Öffentlichkeitsarbeit. Ein Job, in dem ich schreiben und mir Kampagnen ausdenken konnte, schien mir genau die richtige Wahl für meine kreativen Schreibambitionen zu sein! Kurz nach meinem Studienabschluss bekam ich meinen ersten Job als Volontärin, für den ich, ohne viel nachzudenken, das Ruhrgebiet verließ und in meine erste eigene Wohnung in Köln zog. Ich flog aus und konnte endlich beweisen, dass man auch als Germanistin was im Leben reißen konnte.

Ich mochte meine Arbeit: Ich lernte viel, durfte viele unterschiedliche Projekte betreuen, hatte später Verantwortung für die Redaktion und ein sicheres Einkommen mit einem unbefristeten Vertrag. Doch der Ruf meines Herzens wurde nach einer Zeit wieder lauter – ich wollte noch etwas anderes machen. Meine Essenz irgendwie noch wahrhaftiger leben. Weniger abhängig sein vom Job und dafür mehr Alltagsmagie verspüren. Ich hatte mir zwar das Schreiben zum Beruf gemacht, wie ich es immer gewollt hatte, doch mir fehlte etwas. Es wurde Zeit für mich, über dieses Gefühl zu reflektieren und meine Karrierewahl infrage zu stellen. Ich war im Schimmerglück gefangen: Ich war erfolgreich im Job, mochte ihn und schien das erreicht zu haben, was ich mir gewünscht hatte. Aber spirituell dorrte ich immer mehr aus. Ich spürte, dass es das nicht sein konnte.

Kennst du dieses Gefühl, Heldin? Möchte etwas in dir die Sicherheit des Büros oder langjährigen Jobs verlassen und hinaus in die Wildnis ziehen? Hoch in den Himmel fliegen, näher an die Unendlichkeit der Sterne gelangen und sich weiter weg von der Anziehungskraft bewegen, die uns auf der Erde hält? Willst du auch die Magie des Neuen spüren, jeden Tag in deinem Leben?

Mit der Zeit wurde es für mich unvorstellbar, dass ich mein restliches Leben lang jeden Tag irgendwohin fahren und dort fünfmal pro Woche acht Stunden pro Tag verbringen muss. Das sollte jetzt mein Alltag für immer sein? Diese Aussicht machte mir richtig Angst! Also sammelte ich Ideen und versuchte, das Wirrwarr in meinem Herzen zu verstehen. Erst dachte ich, ich sehne mich nach der Zeit in der Universität zurück, denn ich hatte sie sehr geliebt. Aber will ich jetzt promovieren? Für eine Weile ließ ich dieses Ziel an der Oberfläche, doch die Vorstellung deckte sich (noch?) nicht ganz mit dem, was mein Herz wollte …

Aber der Weg zu einem neuen Lebensabschnitt hatte durch meine Reflexionsphase schon begonnen. Irgendetwas musste passieren. Doch in mir dominierte noch die Frage: Will ich diese Sicherheit aufgeben? Für eine Promotion, einen neuen Job oder sogar etwas ganz anderes?

WAS WILLST DU – WIRKLICH?

Leider sind viele von uns meisterhaft im Gebiet der Selbsttäuschung. Du vielleicht auch? Wir wollen in unserem gewohnten Leben bleiben, weil wir Angst vor Neuem haben oder uns denken: »Ich habe es mir hier doch eigentlich ganz gemütlich gemacht!« Doch wenn wir passiv bleiben, in einen Dornröschenschlaf fallen und an Altem festhalten, schläft die Creatrix weiter. Alles bleibt, wie es war. Träume sind immer noch Schäume. Wir verlernen, mutig und neugierig zu sein, wie wir es als Kinder noch waren. Und unsere Entwicklung stoppt.

Die Heldenreise ist beendet, im Außen herrscht eine trügerische Ordnung, beherrscht von Glaubenssätzen und Auffassungen von Erfolg, die dein Herz nicht wirklich glücklich machen. Die Heldinnenreise im Inneren hat jedoch noch nicht begonnen. Unter der schönen Schale schlummert die Leere.

Kennst du dieses Gefühl oder steckst du vielleicht gerade selbst an dieser Stelle fest? Wenn dir das Schimmerglück deines Erfolgs auffällt und du den Ruf deines Herzens ganz deutlich hörst, rate ich dir eins: Verändere dich und dein Leben! Es ist Zeit, Heldin – trau dich und frage dich, was du wirklich willst. Sei ehrlich zu dir. Das ist das Wichtigste!

Geh auf die Suche nach einem Buch oder Workbook, das dich bei deiner Selbstfindungsphase unterstützt. Schau dir inspirierende Vorträge an. Aktiviere Kontakte in deinem persönlichen und beruflichen Umfeld – du wirst staunen, welche Möglichkeiten sich dabei ergeben können! Investiere in ein Coaching. Kontaktiere andere Heldinnen, die schon da sind, wo du hinmöchtest. Lass dich inspirieren von all den Geschichten da draußen, die zeigen, dass sich Loslassen, Veränderung und Mut lohnen! Befreie das Chaos in dir und lass es deine Ordnung durcheinanderbringen, damit du dich neu zusammensetzen kannst. Erwecke DICH.

Eins ist an dieser Stelle noch besonders wichtig:

Wenn du diesen Weg weitergehst, den Weg zu deiner wahren Essenz, musst du vertrauen können.

Darauf, dass du dich verlieren und trotzdem immer wiederfinden wirst.

Darauf, dass du all deine Seiten kennenlernen willst – die im Licht und die im Schatten.

Darauf, dass du dein Leben so leben wirst, wie du es dir immer vorgestellt hast.

Darauf, dass Chaos und Ordnung einander bedingen und du beide Kräfte in deinem Leben brauchst.

Der nächste Schritt wird anstrengend und hart sein. Wahrscheinlich der härteste auf deiner Reise. Er wird viel von dir abverlangen, und die Sicherheit, die du bisher so wertgeschätzt hast, wird für eine Weile auf der Strecke bleiben. Das, was du jetzt haben musst, ist Mut und das Vertrauen in dich selbst.

Willst du diesen Schritt gehen, Heldin?
Willst du deine Personae und deine äußeren Schichten abstreifen
und in die Wasser des Unbewussten steigen?
Dann lass uns weiterziehen in die Tiefe …

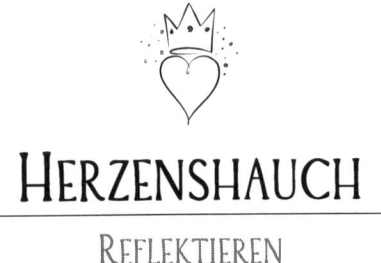

HERZENSHAUCH

REFLEKTIEREN

ZEIT FÜR REFLEXION

Was du jetzt brauchst, ist Zeit für dich! In unserem hektischen Leben kann es sein, dass wir uns viel zu sehr der Außenwelt hingeben und unsere Innenwelt vernachlässigen. Dadurch wissen wir nicht mehr, an welchem Punkt wir eigentlich stehen.

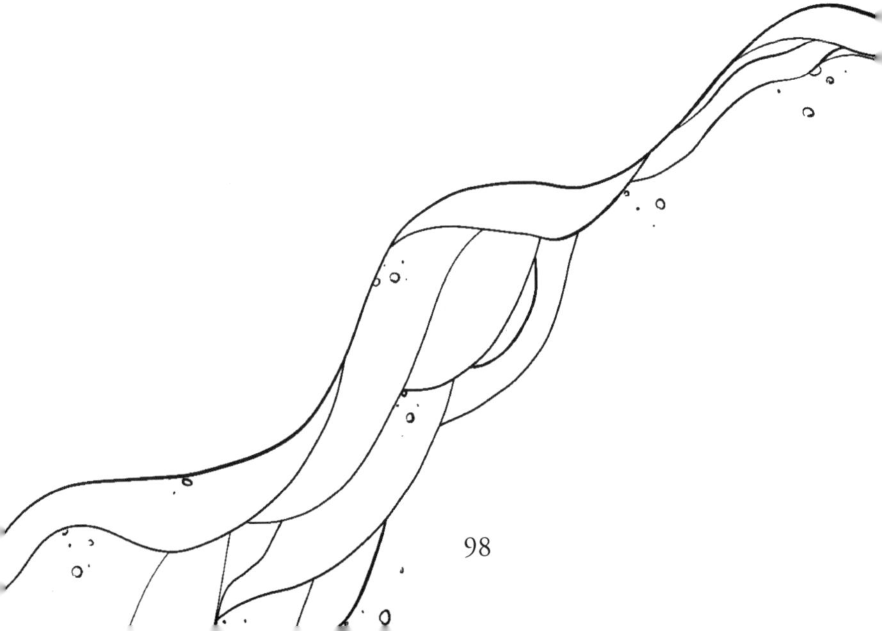

Es ist Zeit, achtsamer zu werden! Wie kannst du Ruhe- und Reflexionszeiten in deinen Alltag integrieren? Hier sind Vorschläge für dich:

- Iss bei deinen Mahlzeiten ablenkungsfrei und lasse die Gedanken kreisen.
- Stehe eine halbe Stunde eher auf. Nimm dir Zeit nur für dich und das, worauf du gerade Lust hast.
- Schreibe einer guten Freundin, einem guten Freund oder einer anderen Vertrauensperson einen Brief mit der Hand. Oftmals sind wir schriftlich ehrlicher zu uns und zu anderen Menschen als im Gespräch.
- Lege dich in einem abgedunkelten Zimmer hin, schließe die Augen und nimm wahr, welche Gedanken hochkommen.
- Nimm dir Zeit zum Meditieren.
- Gehe spazieren, ohne Ablenkungen wie Musik, Podcasts oder Ähnliches.
- Schreibe Tagebuch und reflektiere darin dein Leben.

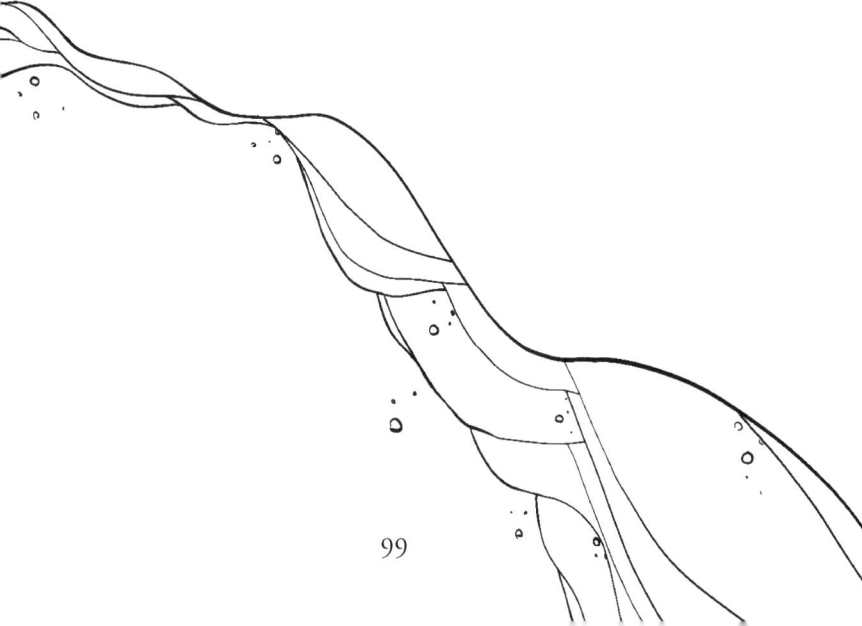

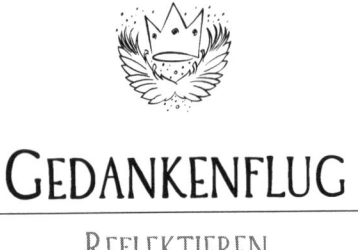

GEDANKENFLUG

REFLEKTIEREN

Stell dir vor, eine Person, der du absolut vertraust und zu der du immer ehrlich sein willst, stellt dir die folgenden Fragen. Was antwortest du? Schreibe deine Antworten nieder oder nimm sie auf, damit du sie dir später noch einmal anhören kannst.

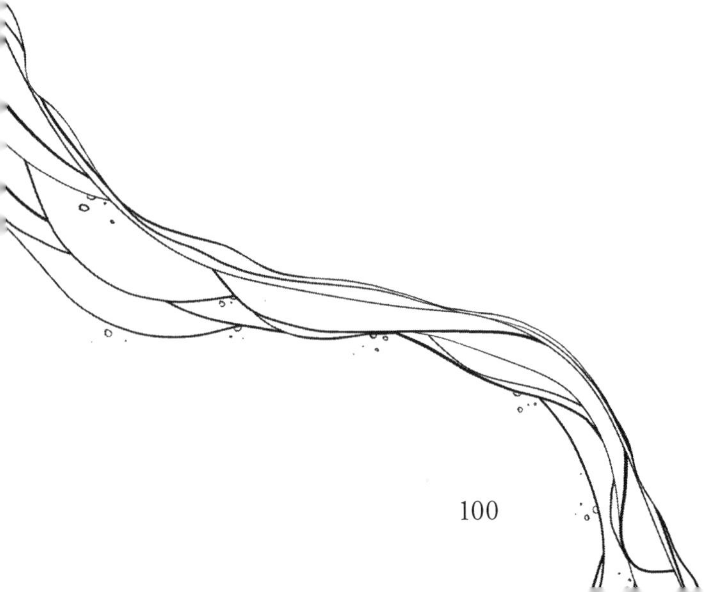

Bist du glücklich?
Was macht dich glücklich?
Was macht dich traurig?

Was hat dir als Kind so richtig viel Spaß gemacht?
Machst du das noch? Wenn nein, warum nicht?

Wie würde dein perfekter Tag
in deinem perfekten Leben ablaufen?
Wie würde ein Horrortag in deinem Horrorleben ablaufen?

Was ist der Ruf deines Herzens?
Wenn keine*r zusehen oder jemals davon erfahren würde:
Was würdest du dann jetzt gern machen?

Wer bist du wirklich?
Willst du wissen, wer du wirklich bist?

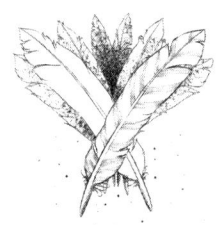

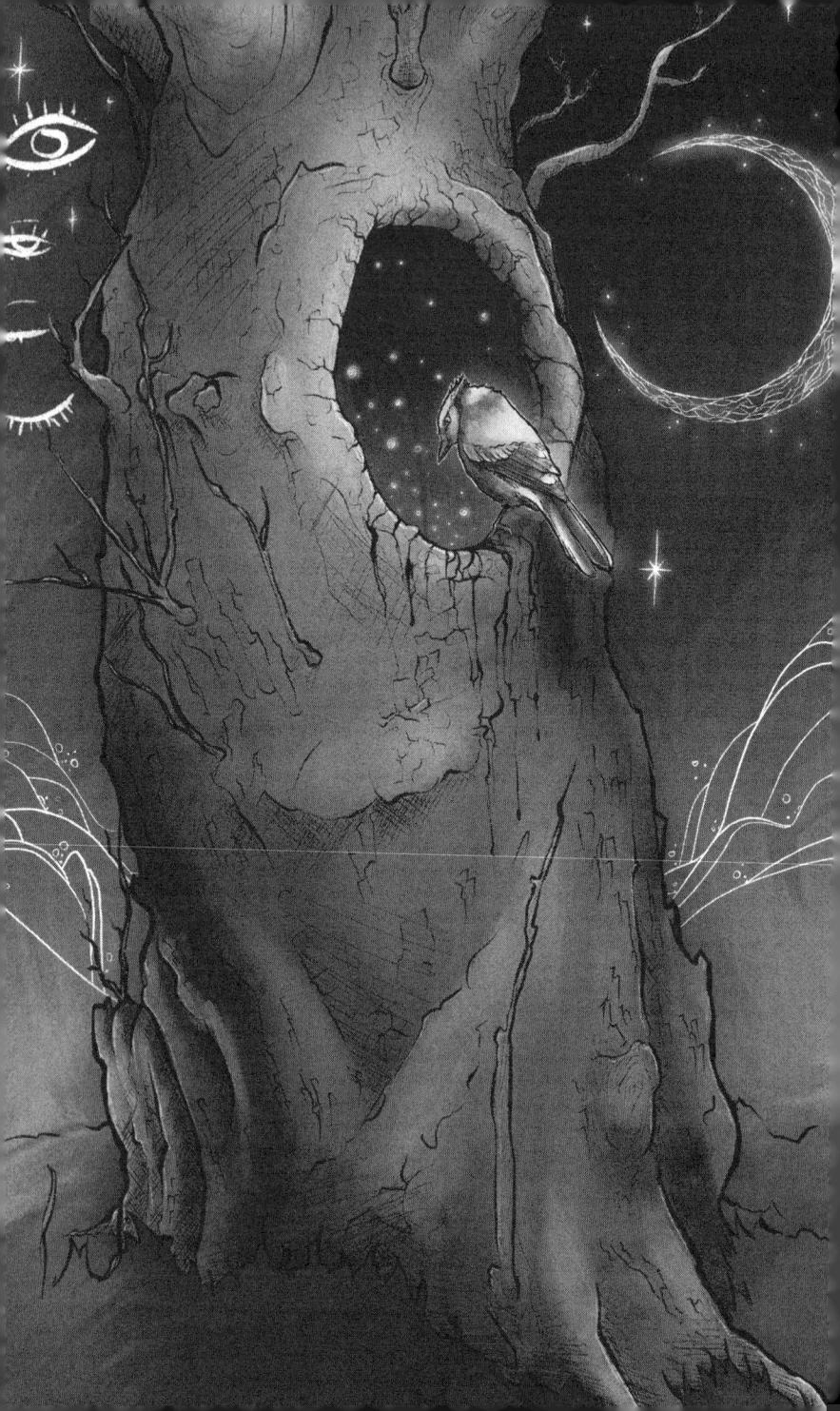

HINABSTEIGEN

wage den abstieg, heldin
in deine unendlichen tiefen
suche und finde dich
trotze angst und schmerz
denn unterirdisch wachsen die schönsten kristalle
doch ihr leuchten ist versteckt
und ihre farben erreichen keine augen
wo ist dein glanz, heldin?
und wo ist dein schatten –
die dunkle göttin in dir?
finde beide
grabe sie aus
und komm wieder ans licht
mit deinen leuchtenden kristallen
und den schatten, die sie werfen –
erst dann wirst du dich heilen.

Du siehst ihn. Den Abstieg in den Tiefen des Wassers. Das Portal in deine seelischen Abgründe. Du erblickst einen tiefen Brunnen, einen Eingang zu einer unheilverheißenden Höhle, einen Riss in der Erdkruste oder ein lebensgefährliches Moor. Die Dunkelheit, die dir entgegengähnt, wirkt undurchdringlich. Die Feuchtigkeit der Wände ist wenig einladend. Das nicht ersichtliche Ende erweckt Urängste in dir und bedeutet vielleicht ein nicht endendes Fallen, ein endloses Umherirren in der Finsternis ...

Doch du weißt, dass du ihn wagen musst. Den Abstieg in die Tiefe, in die Unsicherheit, in die alles verschlingende Dunkelheit. Denn das, was dich bei Tag umgibt, ist nicht mehr das, was dich umgeben sollte. Du weißt, dass du neu werden musst. Dass du verlieren musst, wer du bist, um zu finden, wer du sein willst.

In nichts als deiner Haut watest du voran, dem Abstieg entgegen. Du hast abgestreift, was dich schützte. Was dich hemmte. Du bist geworden, was du nicht mehr sein wolltest: ein Mensch ohne richtiges Ziel.

Aber das ist unwahr, Heldin! Du hast ein Ziel. Es ist nur verschüttet gewesen. Während du die ersten Schritte in die Tiefe gehst, glimmern dir kleine Kristalle entgegen. Sie werfen ein fahles Licht auf deine nackte Haut. Sie sind das, wofür es sich zu kämpfen lohnt: deine Träume, deine Wünsche, deine Erfüllung, dein Wachstum, deine Heilung. Sie stecken fest in der Schwärze. Du versuchst, sie mit deinen Fingern aus den felsigen und sandigen Wänden zu befreien, doch vergebens! Du rutschst ab, sie sitzen zu fest. Aber du spürst wieder stark, wie sehr du ihr

Licht in deinem Leben brauchst ... Ohne sie wärst du in der Dunkelheit verloren.

Du gehst weiter, das Glimmern wird schwächer. Deine Beine werden schwerer. Du stolperst und fällst auf die Knie. Die Dunkelheit zehrt an deinen Kräften, spitze Steine bohren sich in deine Haut. Du blutest. Mit deinen Händen suchst du nach einem Ausweg aus dieser Tiefe, doch alles, was sie berühren, sind Dornen einer Pflanze, die in diesem Untergrund wächst ...

Der Schmerz gewinnt Macht über dich. Du windest dich, dein Herz zieht sich zusammen, du schreist. Du hast lange nicht mehr so geschrien. So aus den Untiefen deiner Seele geschrien. Deine Wut gezeigt. Deine Verletzlichkeit zugelassen. Den Druck aus deiner Brust entweichen lassen, der sich zäh wie Pech dort angesammelt hat.

Während du all das fühlst und durchlebst, was du lange nicht hast fühlen wollen, hörst du, wie sich etwas Hölzernes bewegt und wie Blätter rascheln. Die Dornenranken, die dich eben noch verletzt haben, schimmern rötlich und werfen ihr Licht auf deinen blutigen, mit Erde beschmierten Körper. Vor Verwunderung wirst du ruhiger und fokussierst dich statt auf deinen Schmerz auf die verwobenen Ranken. Das Licht sticht in deinen Augen, und es vergeht etwas Zeit, bis du siehst, dass sich etwas aus den Ranken herausbewegt. Jemand. Eine Frau. Nein!

Eine Göttin, vollkommen, mit gelb glühenden Augen, schlangenähnlicher Haut und feurigem Haar, aus der Dunkelheit entsprungen. Ihr Anblick fesselt und verängstigt dich. Du kennst sie – und kennst sie nicht. Du wusstest, dass es sie gibt, verwurzelt in einer ureigenen Essenz – und wusstest es nicht. Ihre feurige Wärme erreicht deinen zitternden Körper und haucht ihm neues Leben ein. Gleichzeitig strahlt die Göttin eine solche Macht aus, dass sich alle Haare deines Körpers aufrichten. Ihre Gegenwart erweckt pure Ehrfurcht in dir. Du weißt nicht, ob du sie anschauen oder deinen Blick abwenden willst.

Die Göttin blickt auf dich hinab, fixiert dich. Ihre gelb-glühenden Augen und deine Augen fixieren einander. Du spürst, dass es eine Verbindung zwischen euch gibt. Sie fühlt, was du fühlst, du fühlst, was sie fühlt. Sie ist zerstörerisch, kraftvoll, wild, ungebändigt. Doch gleichzeitig nimmst du ihre kreative, schöpfende und lebensspendende Kraft wahr. Sie hat zwei Seiten, genau wie du. Wie die Vogelfrau in unserer Geschichte erkennst du, dass du keine Angst vor der so furchtbar scheinenden, uralten Göttin in der Dunkelheit haben musst!

Dir wird klar, dass du deiner abgehärteten, emotionslosen und funktionierenden Seite zu viel Macht über dich selbst gegeben hast. Während die Göttin dich anschaut, siehst du dein volles Potenzial für Zerstörung und Neubeginn. Schmerz und Heilung. Schwere und Leichtigkeit. Schatten und Licht. Du weißt wieder, was es heißt, vollkommen zu sein.

Beseelt von ihrer Wärme richtest du dich auf. Deine Wunden haben an Stichkraft verloren. Sie sind noch da, aber beeinträchtigen dich nicht mehr. Du fühlst dich wieder in deinem Körper zu Hause. Die Göttin betrachtet dich weiterhin intensiv. Sie schaut in deine Seele, während du auf sie zugehst. Sie verzieht ihre zuvor emotionslosen Lippen zu einem Lächeln, als du dich ihr näherst. Sie streckt dir ihre Hand entgegen, und du erwiderst die Geste.

Als sich eure Hände treffen, durchfährt dich eine mächtige Welle aus Energie und Licht, und alle Kristalle in der Tiefe erstrahlen in einem Wirbelwind aus Farben mit voller Kraft.

Dein Herz erwacht neu.

DER SCHWELLENMOMENT VOR DEM ABSTIEG

Irgendwann kommt er, wenn du dich reflektiert hast. Dieser schmerzhafte Moment. Dieser unerwünschte, aber gleichzeitig unausweichliche Moment. Dieser Moment, in dem du dich nicht mehr länger vor der Dunkelheit und Leere verstecken kannst, die dir schon länger aufgelauert haben.

Träumst du davon, Heldin?
 Liegst du nachts wach und fragst du dich, was du falsch gemacht hast?
 Was du besser machen kannst?
 Wie du dich wiederfindest?
 Willst du dich zurückziehen, von allen entfernen?
 Spürst du, dass dein Körper seine Energie verliert?

Dann ist die Zeit des Abstiegs gekommen. Gehe hinab in die Tiefe und suche nach deiner Essenz. Sie ist dort verborgen, in kristallenen Höhlen. In erbarmungslosen Sümpfen. In eisigen Wassern. In undurchdringlichen Wäldern. Und du, Heldin, wirst alle Hindernisse überwinden und deine Essenz, dich, finden.

Dieser Schritt erfordert viel Mut von dir. Wahrscheinlich wirst du dich unvorbereitet fühlen, angsterfüllt und schwach. Das ist verständlich, denn du hast bemerkt, dass du unvollständig bist, und somit weit von der Vollkommenheit entfernt, nach der wir alle streben. Ich kenne diese Momente, und viele vor dir und nach dir kennen sie ebenfalls. Du bist nicht allein auf dieser Reise. Eines Tages musst du den Abstieg wagen, um (wieder) zu dir zu finden. Du musst losgehen, ohne zurückzuschauen.

Lass dich nicht aufhalten, Heldin! Deine Geschichte geht nur weiter, wenn du dir ein Herz nimmst und dieses Wagnis eingehst. Warten bringt dich nicht mehr voran, nur Bewegung. Stelle dich den ursprünglichen Wahrheiten, die sich in dir verbergen!

Es ist furchterregend.
Es schmerzt.
Es zerreißt.

Aber es ist auch lohnenswert.
Es klärt.
Es fügt wieder zusammen.

Dieser Teil der Reise führt dich wieder zu dir, denn sie spielt sich in deinen innersten Tiefen ab. Das, vor dem du dich jetzt fürchtest, ist jetzt auch schon in dir – bloß schlafend, inaktiv, passiv. Aber du musst es erwecken und in dein Bewusstsein holen, um dich wiederzufinden.

Suche dir dazu die Hilfe, die du brauchst. Schaffe einen *Sacred Space* in dir und um dich herum. Du musst nicht allein hinabsteigen! Am Ende dieses Buches findest du Ressourcen, die dir helfen, diesen Teil deines Weges zu meistern. Bereite dich vor und stärke dich, bis du den Punkt erreichst, an dem du den Schritt hinab sicher gehen willst.

Bist du bereit, Heldin?

(Und ich weiß, diese Frage zu bejahen, ist wohl eine der schwierigsten Aufgaben auf dieser Reise.)

Dann nimm meine Hand im Geiste oder steige allein hinab in deine Tiefen …

UMGEBEN VON
FREMDBESTIMMTHEIT UND SCHMERZ

Wenn wir bemerken, dass wir uns auf unserem bisherigen Weg nicht treu geblieben sind, sondern oftmals fremdbestimmt worden sind, zerbricht etwas in uns. Diese Realisation ist hart – und enorm wichtig für unsere Entwicklung. In dieser Situation ist es umso wichtiger, dass wir uns an unsere Wurzeln erinnern.

Im Arbeitsleben können wir an einen Punkt kommen, an dem wir merken, dass wir zu viele Stunden mit Dingen verbringen, die uns eigentlich keinen Spaß machen. Dass wir unsere Lebenszeit lieber mit anderen Dingen verbringen würden, die mehr Sinn stiften, für uns einen größeren Wert haben und uns mehr erfüllen.

Im Privatleben hingegen kann es sein, dass wir uns für einen anderen Menschen aufgegeben haben oder zu viel unseres Lebens anderen Menschen widmen und uns selbst dabei vergessen. Oder wir lenken uns mit externen Einflüssen ab, um uns nicht mit uns selbst beschäftigen zu müssen. Irgendwann verblasst dabei die Erinnerung an unsere Bedürfnisse und an unsere ureigene Essenz. Wir entzaubern unser eigenes Leben.

Kennst du das, Heldin? Dann ermutige ich dich: Auch aus diesem Sumpf kannst du wieder hervorkommen und dich von diesem beschwerenden Gefühl reinigen. Wichtig ist, dass du bemerkst, dass du dich in dieser Situation befindest. Das ist der erste wichtige Schritt. Danach musst du dich mit deinen Emotionen auseinandersetzen.

Häufig passiert es in diesen Phasen, dass unsere Körper heftig auf diese unbewusste oder bewusste Realisation reagieren. So bekommst du ein Zeichen, dass etwas nicht stimmt und außer

Balance geraten ist. Bei mir war das der Fall: Ich hatte über eine lange Zeit mit hartnäckigen Infektionen und Entzündungen zu kämpfen. Ich war innerlich verkrampft. Mein Körper reagierte auf unerwünschte Aufgaben mit schmerzhaften Sehnenentzündungen, und durch eine lange Erkrankung mit Vernarbung meiner Blase. Er zeigte mir, dass ich auf dem falschen Weg war und etwas ändern musste – ganz deutlich und immer deutlicher! Ich schob die Symptome und teilweise grausamen Schmerzen lange nur auf ihn und seine schlechte Verfassung (ohne darüber nachzudenken, woher sie eigentlich kommen könnten). Das Haus verließ ich nur noch für wichtige Termine oder die Arbeit, weil ich mit den Schmerzen lieber im Bett liegen wollte. Nur so konnte ich sie einigermaßen ertragen.

Damals war mir noch nicht bewusst, wie eng alle Ebenen unseres Daseins verbunden sind. Solltest du also plötzlich öfter krank sein oder mit Schmerzen zu kämpfen haben, kann es gut sein, dass du dich in der Phase befindest, in der sich dir die Notwendigkeit für den Abstieg in die Tiefe ganz deutlich zeigt.

Die Arztpersonen, bei denen ich war, konnten zunächst keine körperliche Ursache finden. Es ging mir aber immer schlechter und ich hatte immer mehr Schmerzen. Schließlich wurde mir eine Psychotherapie vorgeschlagen, weil keine*r Rat wusste. Durch meine Beharrlichkeit erhielt ich nach dem x-ten Arztbesuch schließlich doch noch eine Diagnose (bei der die Ärztin, die zuvor viele Tests gemacht hatte, ihren Augen kaum glauben konnte, dass es wirklich eine organische Ursache für meine Symptome gab) und konnte die Schmerzen gezielt eindämmen.

Doch dadurch bekämpfte ich bloß die Symptome und nicht die Wurzel. Ganz verschwunden waren sie auch nach Monaten nicht, und es kam sogar noch eine hartnäckige Sehnenscheidenentzündung hinzu. Zum Glück geriet ich nach einer Odyssee durch die verschiedensten Praxen von Facharztpersonen an einen einfühlsamen Arzt, der meinen wahren Kampf erkannte –

und zwar den Kampf mit meiner Lebenssituation. Ich bin froh über diese Begegnung, und dass mir dieser Arzt dabei half, mein Leben zu verändern. Er wollte nicht, dass ich mein Schicksal Medikamenten überlasse, sondern dass ich selbst aktiv werde, um mich zu heilen. Dank ihm war es mir möglich, meinen Job ohne finanzielle Sorgen zu kündigen, die Medikamente abzusetzen (seitdem habe ich keine mehr nehmen müssen) und den Abstieg zu meiner Essenz zu beginnen.

Die Heldinnen, mit denen ich bisher arbeiten durfte, schilderten mir teilweise ähnliche Erfahrungen. Darum bin ich überzeugt davon, dass wir eigentlich schon wissen, was wir zu tun haben. Unsere Körper wollen uns diesen Hinweis dann ganz deutlich geben. Doch manchmal brauchen wir noch die Bestätigung von außen, dass wir wirklich etwas verändern müssen. Das ist auch vollkommen legitim, denn diese Entscheidung ist keine leichte. Schon allein wegen der Unsicherheit, die darauf folgt. Aber dein Körper wird es dir danken, wenn du dich endlich wieder in Balance bringst – und deine Seele ebenso.

DER RUCKZUG

Das Erste, was ich nach meiner Kündigung tat, zeigte mir schon das Muster für die nächste Zeit: Ich fuhr mit dem Fahrrad in einen nahe gelegenen Park, in dem ein wunderschöner Baum steht. Er ist sehr alt, knorrig und so stabil, dass ich mich sogar mit meinem ganzen Körper auf einen seiner riesigen, breiten Äste legen kann. Dieser Baum strahlt Sicherheit und Ursprünglichkeit aus. Ich suchte in diesem Moment seine Nähe, wie die eines archetypischen Weisen, der mir Bestätigung geben konnte. Es war ein wunderschöner, sonniger Septembertag. Ich war allein im Park und genoss die Stille, das Alleinsein mit meinen

Gedanken. Retrospektiv sammelte ich an diesem Ort meine Kräfte, denn das Schwierigste stand mir noch bevor: die Suche nach mir selbst. Ich verspürte in diesem Moment jedoch keine Angst, sondern nur Zuversicht und Freude. Ich war in diesem Park umgeben von würdevollen alten Bäumen, einer Kirche, die meinen Geburtsnamen trug, und der warmen Spätsommersonne. Ich fühlte mich wohl und getragen.

In dieser Zeit zog es mich oft nach draußen, in die Natur. Zu Weihern, Bäumen und Waldwegen. Damals wusste ich nicht, dass meine spirituelle, feminine Seite nach mir schrie. Ich wollte wieder richtig und echt meine eigene Kreativität ausleben, ich wollte mich entwickeln und wachsen, ich wollte wieder »ICH« sein. Doch meine Situation war mir ausweglos erschienen, weil ich nicht gewusst hatte, wie ich diese Veränderung angehen sollte. Nur durch einen harten Cut konnte ich meinen weiteren und wahren Weg bestreiten.

Meine über ein Jahr andauernden körperlichen Schmerzen waren Wachstumsschmerzen gewesen – die Wachstumsschmerzen einer Persönlichkeit, die nicht hatte weiterwachsen dürfen. Die ich nicht hatte weiterwachsen lassen. Ich hatte damals spezifische Pläne: eine Promotion im Bereich Märchen- und Fantastikforschung neben dem Job. Doch ich habe diesen Plan bis heute nie umgesetzt, weil er (noch) nicht das war, was ich wirklich machen wollte. Es war damals nicht das richtige Calling für mich, und so stellte ich diesen Plan zurück. Ich wollte nun stattdessen etwas finden und kreieren, was ich weitergeben kann – etwas, womit ich die Welt wiederverzaubern kann. Denn meine Welt hatte begonnen, immer entzauberter zu werden. Sie war reglementiert, repetitiv und nicht die Welt, die ich mir immer für mich vorgestellt hatte. Dadurch lag ich spirituell am Boden.

In der Zeit nach meiner Kündigung zog ich mich zurück. Ich verbrachte viel Zeit im Wintergarten mit meiner geliebten Katze

Mömi, las viele Bücher (vor allem von kreativ tätigen Frauen) und suchte nach Inspiration. Suchte nach mir. Schon bald nach dem Start dieses Weges verschwanden die Schmerzen, die mich über ein Jahr lang begleitet hatten. Ich konnte selbst kaum glauben, wie schnell sie mich verließen, nachdem sie mich so lange gequält und mir mein gesamtes Sozialleben gestohlen hatten. Ich konnte wieder ohne Entkrampfungsmittel leben und meine Schienen für die Handgelenke einmotten. Bis heute hatte ich nie wieder eine Blasen- oder Sehnenscheidenentzündung.

In meiner Rückzugsphase versuchte ich auf vielen Wegen, in mein Innerstes vorzudringen – und es gelang mir mehr und mehr. Schließlich fand ich meine Freude dort, wo ich meine Kreativität und Vorstellungskraft spürte. Aber ich fand auch Unsicherheit und Seiten an mir, die ich eigentlich gar nicht wahrhaben und treffen wollte.

Ich fand sie: die dunkle Göttin.

TRIFF DEINEN SCHATTEN: DIE DUNKLE GÖTTIN

Höre in dich hinein, Heldin:

Warst du zu lange »die Gute«?

Hast du zu lange deine Wut unterdrückt?

Oder anderen Emotionen nicht den Raum gegeben, den sie gebraucht hätten?

Hattest du Gedanken, für die du dich geschämt hast?

All diese Emotionen wirst du treffen, wenn du den Abstieg beginnst. Erst, wenn du dich vollständig annimmst, kannst du dich selbst wiederfinden. Darum ist es nötig, dich deinem Schatten zu stellen.

In jeder Heldin lebt auch eine Antiheldin: ihr Schatten. Eine dunkle Göttin, die in vielen Märchen und Mythen zu Hause ist. Vielleicht ist sie dir schon in modernen Interpretationen begegnet – als nordische Totengöttin Hel im Videospiel »Hellblade: Senua's Sacrifice« oder als kurzes Aufflammen in der Elbin Galadriel in »Der Herr der Ringe«, als sie in der Szene am Brunnen mit Frodo der Anziehungskraft des Einen Rings erliegt. Oder Ursula in »Arielle«: Sie wurde aus dem königlichen Palast vertrieben, wohl, weil sie Chaos stiften wollte, und wird nun von Missgunst beherrscht.

Die dunkle Göttin ist eine Bedrohung und wird deswegen ausgestoßen, verdrängt, gequält – und allzu oft tun wir das mit allem, was uns unliebsam erscheint. Unsicherheit? Ich übertünche sie einfach, ohne ihren Wurzeln auf den Grund zu gehen. Wut? Ich weine lieber und werde traurig, denn diese Emotion fühlt sich »erlaubter« an. Jemand will etwas von mir, was ich nicht machen will? Ich mache es trotzdem, damit es keinen Ärger gibt. Und genau aus diesem Verhalten entspringt vernichtendes und unheilstiftendes Chaos, wenn dein Schatten nicht mehr unterdrückt sein und sich endlich bemerkbar machen will. Dann wird aus dir vielleicht auch eine missgünstige Hexe, wie sie uns in vielen Märchen begegnet, oder in dir entsteht ein Zerstörungsdrang wie in der Hindu-Göttin Kali.

Hast du schon einmal gedacht, dass du deine wahren Emotionen und Gedanken zurückhalten musst, Heldin? Dann ist es Zeit, nicht mehr zu übertünchen, nicht mehr nur das »Erlaubte« zu tun und nicht mehr alles zu machen, was andere von dir wollen. Zeige dich verletzlich, authentisch und lerne, Nein zu sagen. Nur dann wirst du deine ursprüngliche Stärke wiedererhalten, nach der du dich so stark sehnst.

Finde heraus, wer dich verunsichert hat – und zerschlage die Ursache. Differenziere zwischen Trauer und Wut – und werde wütend, ohne dich von der Wut überwältigen zu lassen und der Zerstörerin die Überhand zu geben! Allzu oft ist noch die Überzeugung in uns verankert, dass wir niemals wütend werden dürfen, Heldin. Doch wir haben das Recht dazu, denn es ist eine Emotion, die gefühlt werden darf und muss! Schau dir deine Seite an, die nicht jederzeit nach Harmonie strebt, sondern die sich selbst behauptet. Sie ist weder lieb noch nett – und das muss sie auch nicht sein. Aber sie ist du, und sie hilft dir, deinen Platz in der Welt einzunehmen. Du bist stark, Heldin! Du bist gut und schlecht. Licht und Schatten. Das sind wir alle. Du bist die Heilige, aber auch ihr Gegenteil. Du bist nicht 100 Prozent *pure*. Du bist menschlich. Auch du hast eine dunkle Seite – und erst, wenn du sie kennst und annimmst, kannst du komplett du selbst sein. Aber dafür musst du sie ins Bewusstsein holen, anstatt ihr unbewusst die Macht über dich zu geben.

Was spürst du, wenn du an deine Schattenseite denkst, Heldin? Widerstrebt es dir, diese Seite an dir anzunehmen? Dann ist es wichtig, dass du lernst, sie zu akzeptieren: Stell dir vor, deine dunkle Göttin bricht plötzlich unvorhergesehen aus dir heraus, weil du sie zu lange unterdrückt hast. Die Folgen wären fatal: unkontrollierbares Chaos, tiefe Verletzung, intensiver Schmerz und katastrophaler Zorn. Wenn du die letzte Staffel von »Game of Thrones« gesehen hast, weißt du, wie ein solcher Ausbruch aussehen und wie er dich und dein Umfeld ins Verderben reißen kann ... Willst du das wirklich, Heldin? Wäre es nicht besser, wenn du dich ihr selbst stellst und sie annimmst, bevor sie zu viel Macht über dein Leben gewinnt, weil du ihr alle Macht genommen hast – oder hast nehmen lassen?

Du findest wieder zu dir, wenn du in dich gehst und deine Emotionen reflektierst. Denke darüber nach: Wenn du die ganze Zeit »die Gute« warst, wie ist dann »die Schlechte«? Wenn du weißt, wer »die Gute« in dir ist, kennst du automatisch »die Schlechte« – sonst wäre es dir unmöglich, zwischen den beiden zu unterscheiden. Sie leben beide in dir, schon immer. Umarme »die Schlechte« und erkenne sie als Teil von dir an. Sie gehört genauso zu dir wie »die Gute«.

Erst wenn du beide gesehen und gefühlt hast, wirklich gesehen und gefühlt hast, wirst du sie umarmen und integrieren können. Erst dann ist es dir möglich, deinen Pfad zur Heilung und Vollkommenheit zu beschreiten. Lass sie nicht mehr als verstoßene böse Hexe, furchteinflößende Zerstörerin oder wahnsinnige Alte an den Rändern deines Bewusstseins leben. Mache sie zu einem Teil von dir, der nicht ausgestoßen ist, sondern willkommen, und nutze die Macht, die sich in ihr verbirgt, um dich im Leben zu behaupten! Jeder Teil von dir ist wertvoll, und jeder darf existieren.

Das Treffen mit der dunklen Göttin ist der Schlüssel, der dich aus dem Abstieg wieder nach oben führt. Du wirst ihre Verletzungen erkennen und verstehen lernen. Ihrer Zerstörerkraft und ihres Potenzials für Schmerz gewahr werden und diese Seiten annehmen. Dabei wirst du ihre Menschlichkeit ergründen und schließlich realisieren, dass sie ein Teil des großen Ganzen ist – die Voraussetzung, um vollkommen zu werden und ein vollständiger Mensch zu sein. Das wird dir helfen, sie zu akzeptieren und in einem gesunden Maße in dein Leben zu lassen.

Diese Aufgabe ist schwierig, wenn du immer »die Gute« in der Geschichte sein wolltest. Aber vielleicht erinnerst du dich an Märchen oder Geschichten, die du als Kind gehört oder gelesen hast: Irgendwann trifft die Heldin immer auf ihren Schatten. Und sie wird diesen Schatten erkennen und bezwingen, aber als wichtigen Teil ihrer Reise nie mehr vergessen und somit alle Seiten an sich annehmen. Das wirst auch du schaffen – ganz bestimmt!

DER WEG ZURÜCK INS LICHT

Hast du den Abgrund einmal überwunden, geht es bergauf, zurück zum Licht. Du kennst nun all deine Seiten – die guten und die schlechten. Du hast große Stärke und großen Mut bewiesen. Sei stolz auf dich, Heldin! Erlaube dir, diese Erkenntnisse und Erfahrungen zu integrieren. Es werden viele sein. Teilweise werden sie dir Freude bereiten, teilweise Schmerz. Es ist wichtig, dass du dir alle Zeit gibst, die du brauchst. Eine Heldin erwacht nicht von heute auf morgen. Sie wächst allmählich zu ihrem vollen Potenzial heran, um sich am Ende heilen und krönen zu können.

Schreibe dir auf, was du erfahren hast. Verwandle es in Farben. Verfasse Gedichte. Erzähle deine Geschichte anderen Menschen. Berichte deinem Lieblingsbaum von deinen Erlebnissen. Hilf anderen Heldinnen, diese Phase in ihrem Leben zu meistern, indem du deine Erfahrungen teilst. Hole dir selbst Hilfe, wenn du dich überfordert fühlst. Folge deinem Herzen.

Du weißt selbst am besten, wie du die Rückkehr aus deinen Tiefen in dein Leben integrieren wirst. Wir alle sind schon gespannt darauf, wie du diese Erkenntnis mit uns teilst!

EINE NEUE ÄRA IN DEINEM LEBEN BEGINNT …

Wenn du diese Phase überwunden hast, fällt viel von dir ab. Du wirst dich leichter und vollkommener fühlen. Das heißt jedoch nicht, dass du sie nie mehr erleben wirst. Das Hinabsteigen kann sich im Großen und im Kleinen wiederholen. Das ist es, was unser Leben so aufregend und unvorhersehbar macht: Es wird immer neue Gelegenheit geben, deinen Mut zu beweisen und dich der dunklen Göttin in dir zu stellen. Und es wird immer neue Gelegenheiten geben, an denen du wachsen und mithilfe derer du dich weiter vervollkommnen wirst.

Sei nicht die, die wartet, Heldin.
Sei die, die etwas wagt.
Sei die, die sich sucht.
Sei die, die sich findet.
Und werde die, die sich wieder zusammensetzt.
Werde die, die sich heilt.
Werde die, die sich krönt.

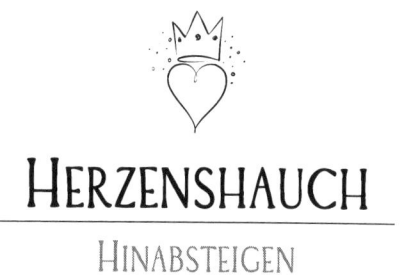

HERZENSHAUCH

HINABSTEIGEN

DEIN SCHATTEN IM OBSIDIANSPIEGEL

Es ist Zeit für *Shadow Work*! Wenn du deinen Schatten kennenlernen willst, kannst du dafür einen Obsidianspiegel nutzen. Ich habe in meinem schon viel gesehen und gefunden. Größere Spiegel sind ziemlich kostspielig, eine kleine Version reicht schon.

Ursprünglich stammen sie von den Inka und Azteken. In dem glattpolierten schwarzen Kristall bekommst du, der Überlieferung nach, einen Einblick in die Schattenwelt …

Schau deine Reflexion am helllichten Tag im Obsidianspiegel an. Welche Mimik siehst du in deinem Gesicht? Welche Gedanken kommen in dir hoch? Was spürst du? Erkennst du etwas an dir oder in dir, was du sonst nicht siehst?

DEN SCHATTEN INS BEWUSSTSEIN HOLEN

Such dir auf YouTube eine geführte Meditation zum Thema *Shadow Work*. Welche Bilder, Gefühle und Worte kommen in dir hoch? Indem du das festhältst, holst du deinen Schatten ins Bewusstsein. Er hat dann weniger Macht über dich.

Zeichne danach deinen Schatten oder schreibe deine Erkenntnisse auf, je nachdem, was dir besser liegt.

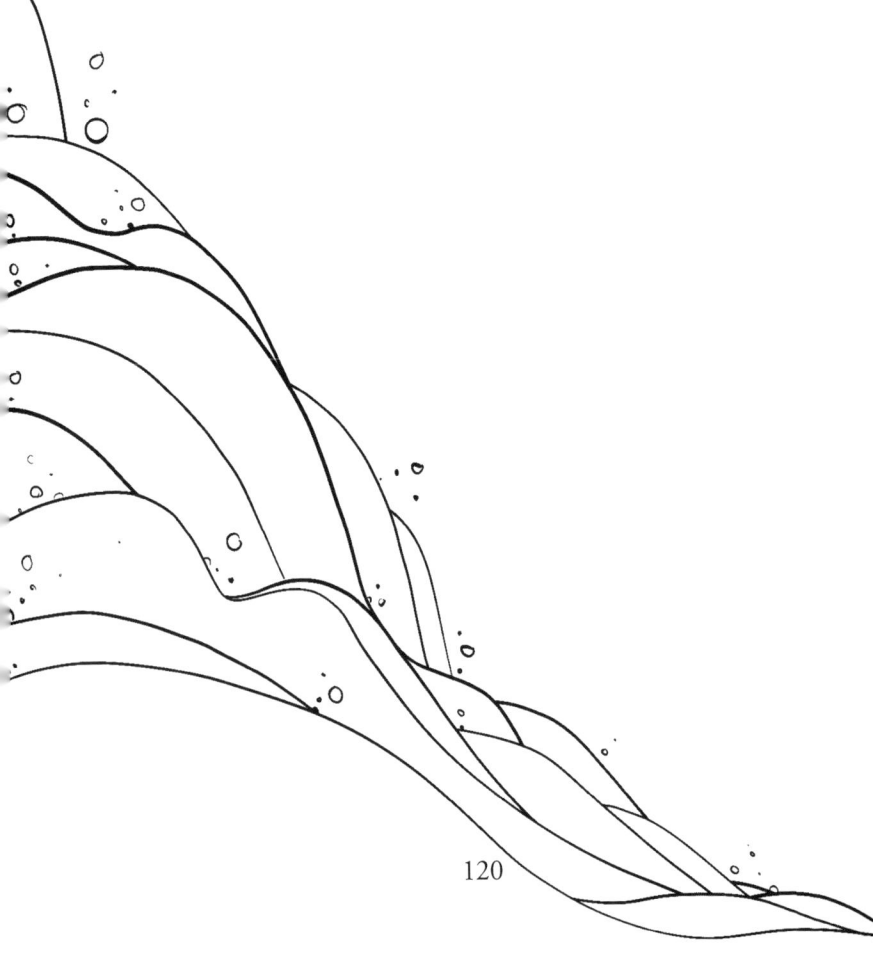

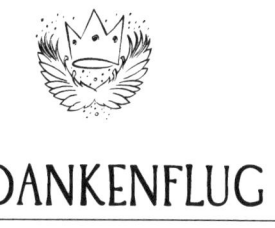

GEDANKENFLUG

HINABSTEIGEN

Wer ist »die Gute« in dir? Zeige ihr Dankbarkeit.

Wer ist »die Schlechte« in dir – und was von ihr verdrängst du? Vergib dir dafür, dass du sie unbewusst gelassen hast.

Welche Assoziationen hast du, wenn du an deine »dunkle Göttin« denkst?

Für welche Seiten an dir schämst du dich? Liste alle auf. Mit welchen davon möchtest du heute und in der nächsten Zeit Frieden schließen?

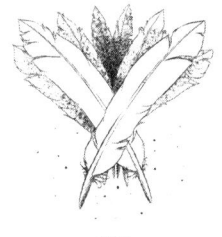

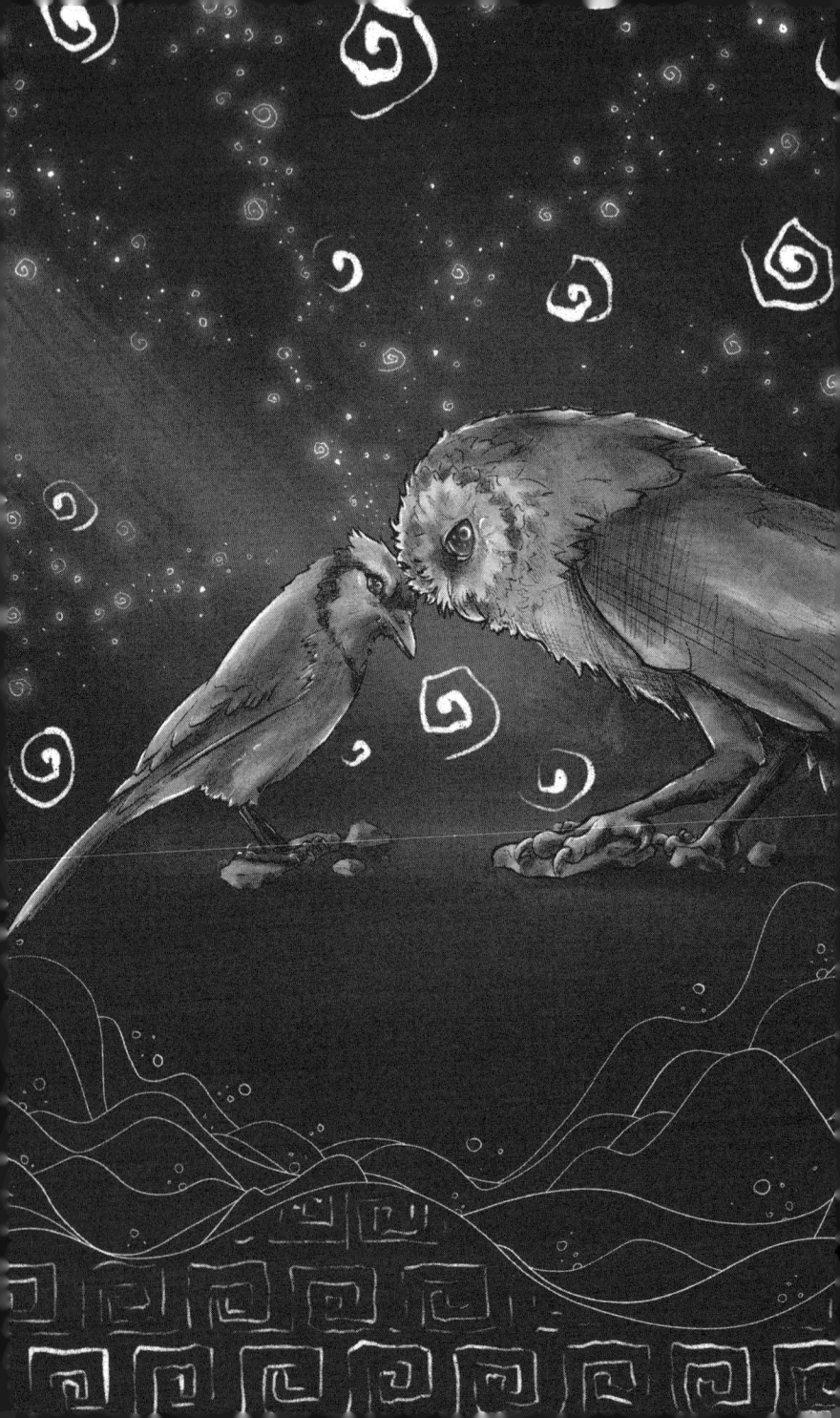

WIEDERVEREINEN

du weißt es wieder, heldin –
was zu dir gehört
und was du für dich einfordern darfst
mit körper und geist
ist dir klarer als je zuvor
was zuvor zerbrochen war
setzt sich wieder zusammen
was zuvor voneinander entfernt war
findet wieder zueinander
und in diesem prozess
findest du dich wieder
schöpferin
zerstörerin
heilerin
wahnsinnige
wolfsfrau
wilde
du findest sie alle wieder
und nimmst sie an –
deine essenz
und damit deinen ursprung
und was dich heilen wird.

Erfüllt von der Macht der dunklen Göttin erkennst du, was zuvor in dir verloren gewesen ist. Es fühlt sich an, als wäre ein Riss in dir verschwunden, der dich zuvor davon abgehalten hat, zu dir selbst zu finden. In deinem Kopf verspürst du eine Klarheit, als spülte dort das frische, seelenerquickende Wasser einer uralten Quelle alles weg, was sich in den Jahren deines Irrwandels dort angesammelt hat.

Du schaffst es, dich aus dem Gefilde deines Geistes zu befreien und bist wieder zurück im Untergrund. Die gelben Augen der Göttin betrachten dich noch immer, neugierig, fordernd. Deine Hand ruht in ihrer und du erwiderst ihren Blick. Du willst sie nicht zurücklassen in der Dunkelheit und in den Dornenranken – in der Einsamkeit, abgeschieden von allem Leben.

Sie spürt dein Verlangen und streckt dir ihre andere Hand entgegen. Du ergreifst sie und atmest tief ein. Als sich eure Finger verknoten, erglimmt die Göttin plötzlich in tiefrotem Licht und hat sich schon wenige Sekunden später in ein Gestöber aus glühglänzenden goldenen Partikeln aufgelöst. Die Partikel fallen auf deine Haut hinab und schmelzen wie Schneeflocken in der Sonne – sie verschmelzen mit dir. Obwohl dir die Göttin nicht mehr gegenübersteht, spürst du ihre mächtige Präsenz. Du bemerkst, dass sie dich zum Leuchten gebracht hat. Sie ist jetzt in dir, ein Teil von dir, und du spürst ihre Energie deutlich in dir lodern wie eine Fackel. Wie die besondere Vogelfrau die Urkraft und das Wissen der Waldkäuzin angenommen hat, hast du die Macht der Göttin in dich aufgenommen und damit dein Bewusstsein erweitert.

Dein Körper ist voller Energie. Zum ersten Mal seit Langem fühlst du dich in ihm wieder richtig geborgen, zu Hause! Viel zu lange hast du ihn vernachlässigt. Nur getan statt gefühlt, nur existiert statt gelebt. Du streichst über deine Arme, die goldenes Licht auf die Wände des Abgrunds werfen. Du verspürst keine Angst mehr, sondern pure Lebensenergie und Klarheit. Dein Körper und Geist sind miteinander verbunden und arbeiten zusammen. Und sie haben ein Ziel!

Angetrieben von deiner neuen Energie bewegst du dich endlich vorwärts und gehst weiter. Es wird nicht mehr dunkler wie beim Abstieg, sondern mit jedem Schritt etwas heller. Bei deinem Aufstieg bemerkst du, dass du viel dort unten gelassen hast – alte Überzeugungen, alten Ballast, alte Wunden, alte Scham, alten Schmerz. Du sehnst dich nach der Natur, nach der großen Mutter. Du willst wieder ans Licht und du willst leben!

Deine Füße spüren den Waldboden. Weich, erdig und saftig umgibt er deine Fußsohlen, die vorher so lange den steinigen Boden des Abgrunds beschritten haben. Es ist Nacht geworden, aber trotzdem hell. Du schaust in den Himmel und siehst den Vollmond, umgeben von zahllosen Sternen. Das Universum blickt auf dich hinab, und du schaust zu ihm hoch. Die frische Nachtluft erfüllt deine Lungen mit süßem Genuss und dein Herz mit Dankbarkeit. Gebadet im Licht des Mondes genießt du die laue Sommernacht, während deine Hände über Farn streichen und kleine Tiere im Unterholz rascheln. Du bist zu Hause in dir und in der Welt. Du weißt wieder, wer du bist und wer du sein willst. Du bist in deiner Kraft. Du bist endlich du.

DAS VERLANGEN NACH DEINER URKRAFT

In einer schwierigen Situation suchen wir nach Ankern, um uns am Leben zu halten und Lichtblicke zu verspüren. Es ist wichtig, diesem Verlangen zu folgen – denn es entspringt deiner Intuition und führt dich näher zu dir selbst! Wenn du es ignorierst, wirst du an der Stelle bleiben, an der du bist, und verharrst weiter in der Dunkelheit.

Was macht dich glücklich und was fühlt sich nach dir an? Ist es ein kreatives Hobby? Gartenarbeit? Zeit mit Frauen verbringen? Sport? Kochen für Freund*innen? Spaziergänge in der Natur? Was bringt dich näher zu dir und was willst du? Vielleicht tust du manche Ideen ab mit Argumenten wie »Keine Zeit!« oder »Darauf habe ich jetzt keine Lust!«. Aber diese Impulse kommen nicht aus dem Nichts. Darum ist es sehr unachtsam, sie zu missachten. Deine Intuition will dir helfen, dich mit deiner Urkraft zu verbinden – wenn du sie missachtest, missachtest du deine Essenz, die du brauchst, um deine Heldinnenreise zu meistern. Willst du das – oder willst du dich weiterentwickeln?

VON MYTHEN, HEXEN UND NATUR

Als ich nach meinem Rückzug wieder zum Leben erwachte, verspürte ich einen großen Drang nach drei Dingen: Geschichten (vor allem von Frauen), Hexenkunst und Gartenarbeit. Ich las Bücher von kreativen Schöpferinnen, deren Worte mir Mut machten. Dabei stieß ich auf ein Buch einer Frau, in deren Familie es Hexen gegeben hatte, und die über das Thema schrieb. Ich suchte damals nach einem neuen Zugang zu meiner Weiblichkeit und fand ihn durch dieses Buch und uralte

Mythen. Ich baute mir einen Altar, plante mein Leben um rituelle Zeremonien und wurde kreativ. Außerdem machte es mir zu dieser Zeit viel Freude, Hautpflege und Reinigungsmittel selbst herzustellen. Ich war voll in meiner Schöpferkraft und hatte einen neuen Blick auf Weiblichkeit gewonnen! Außerdem schulte ich meine Intuition und verband mich stärker mit ihr. Durch diese Annäherung an alte Riten fühlte ich mich wieder mehr zur Natur hingezogen. Auf unserer Terrasse wuchsen bald immer mehr Pflanzen, und ich säte auch selbst aus. Wenn etwas keimte und gedieh, freute ich mich immens.

Was war passiert? Während meines Rückzugs hatte ich mich neu gesammelt. Ich war selbstbewusster geworden, hatte mich von Frauen und meinem Partner inspirieren und motivieren lassen. Schließlich hatte ich so viel Mut zusammen, dass ich mich traute, meine Fähigkeiten selbst zu nutzen und als Freiberuflerin zu starten. *Creatrix Mode: ON!*

Und meine Geschichte ist nicht die einzige in der Art! Wenn ich mit meinen Heldinnen arbeite, erzählen mir alle, dass sie am Boden waren und durch Geschichten oder andere Frauen direkt inspiriert wurden. Auch entdeckten viele von ihnen neue kreative Arten, sich auszudrücken, kündigten ihren Job oder machten sich selbstständig. Wenn wir merken, dass wir uns neu erfinden müssen, brauchen wir Rückenwind – und den bekommen wir am intensivsten von anderen Heldinnen! Zu wem fühlst du dich hingezogen? Meine Inspirationsquellen waren Barbara Sher, Elizabeth Gilbert, Amanda Palmer und Lisa Lister. Ihre Bücher haben mein Leben verändert! Aber es können auch Heldinnen aus unseren persönlichen oder beruflichen Sphären sein, die uns inspirieren. Darum ist es wichtig, sich mit Menschen zu umgeben, die uns nicht runterziehen, sondern aufbauen. Was haben die Frauen in deinem Umfeld erreicht und was schätzt du an ihnen? Vielleicht kennst du deine persönliche Heldin schon lange!

BITTE NICHT STÖREN (LASSEN)!

Diese Phase ist sehr intensiv und kann *High Vibes* mit sich bringen. Das ist nicht für jeden was: Vielleicht werden Menschen in deinem Umfeld neidisch auf dich und reagieren kritisch auf deine neuen Hobbys und Pläne. Oder dein*e Partner*in beschwert sich, weil du weniger Zeit hast. Oder Menschen sagen dir, dass deine neuen Interessen Humbug sind. All das kann passieren! Und wenn es passiert, kannst du schon mal dein neues Selbstbewusstsein zusammenkratzen und dich behaupten. Denn du musst niemandem erklären, warum die diese Dinge magst. Die einzige Person, der gegenüber du Rechenschaft ablegen musst, bist du selbst!

Spiritualität und Intuition sind keine Schwächen. Im Gegenteil! Dich selbst zu kennen ist das Wichtigste überhaupt. Zu dieser Sache gibt es Rückenwind aus der Erkenntnistheorie: Der Philosoph Baruch de Spinoza bezeichnete die *scientia intuitiva*, das intuitive Verstehen, als höchste Form der Erkenntnis und ordnete es sogar der rationalen Erkenntnis unter. Menschen, die dich dahingehend abwerten wollen, haben die Verbindung zu ihrer Intuition vermutlich noch nicht hergestellt.

Spinoza unterscheidet zwischen drei Erkenntniskategorien: Die niedrigste Form (»*imaginatio/opinio*«) ist die Vorstellungskraft und Meinung. Sie basiert auf sinnlicher Wahrnehmung oder persönlichen Assoziationen. Eine hohe Form ist für Spinoza der Verstand (»*ratio*«): Er kann Ideen über Eigenschaften von Dingen vermitteln. Die höchste Form ist die intuitive Erkenntnis (»*scientia intuitiva*«): Mit ihr erkennen wir die Essenz der Dinge, ihr Wesen.

Es ist enorm wichtig, dass du dich hinsichtlich deiner Selbsterkenntnis nicht aufhalten oder einschränken lässt – erst recht nicht von Menschen, die unzufrieden mit sich sind oder für die nur Greifbares zählt. Denn unbewusste Vorgänge sind für niemanden greifbar, und trotzdem finden sie statt. Selbsterkenntnis und Selbstannahme sind essenziell für deine Heilung! Sieh deine Intuition wie den Polarstern am Himmel und folge ihm. Er wird dich näher zu dir und deiner Femininität führen. Und da willst du schließlich hin, oder?

VERBINDE DICH MIT DER GROSSEN MUTTER

Das wichtigste und mächtigste feminine Urbild ist der Archetyp der Großen Mutter. Du kennst sie in vielen Formen – und lebst in und auf ihr: Dir Vorstellung von »Mutter Erde« basiert auf diesem Archetyp. Es ist natürlich, dass wir uns mit ihr verbinden wollen, wenn wir uns selbst wiederfinden.

Im kollektiven Unbewussten aller Menschen leben, wie eingangs erwähnt, viele Personifizierungen (Archetypen) und Bilder (Wandlungen), zu denen du dich in dieser Phase hingezogen fühlst. Dazu gehören beispielsweise wachsende Pflanzen, alte Bäume, der Mond, der Apfel, Quellen … Und aus diesem Grund entdecken viele Heldinnen in dieser Phase ihre Spiritualität und Intuition. Manche entdecken sie auch wieder, nachdem sie diese Wasser schon in ihrer Kindheit oder Jugend erforscht hatten. Nicht grundlos fühlen sie sich dann zu alten Konzepten wie dem Tarot und der Astrologie hingezogen, deren Wesen und Essenz mit der schon erwähnten *scientia intuitiva* erkannt werden. Viele Frauen wollen sich in dieser Zeit mit anderen Frauen verbinden oder ihre kreative Seite stärker ausleben. Auch eine stärkere Wahrnehmung der eigenen Weiblichkeit, Sexualität und Körperlichkeit gehört dazu. Es gibt viele unterschiedliche Ausprägungen. Keine davon ist besser oder die einzig wahre. Finde deinen eigenen Weg, dich mit der Großen

129

Mutter zu verbinden! Vergiss dabei jedoch nicht, ihre Schattenseiten mit einzubeziehen, denn sonst bist du weiterhin nur ein halber Mensch. Wer Leben schafft, hat auch die Möglichkeit der Zerstörung in sich. Und wenn du das ignorierst, kann der Schatten der Großen Mutter unverhofft über dich hereinbrechen und die Reise zu dir sabotieren.

Viele Heldinnen erkennen in dieser Phase auch, dass sie Mutter Erde gegenüber achtsamer sein wollen. Themen wie Nachhaltigkeit, Umweltschutz und Veganismus können dann beispielsweise in den Fokus rücken.

So geben wir Mutter Erde etwas zurück, zollen ihr Respekt und leben voller Dankbarkeit in ihr. Ein positiver Nebeneffekt der eigenen Heilung ist, dass du die ganze Welt um dich herum ein Stück weit heilst … Machst du mit?

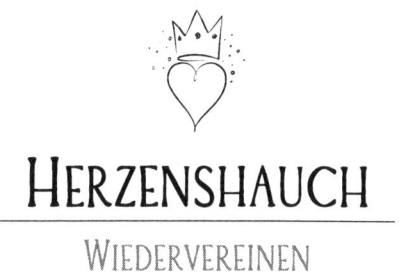

HERZENSHAUCH

WIEDERVEREINEN

DEIN HERZRAUM: DU BIST DEIN ZUHAUSE

Zeichne dir einen Kreis oder ein Quadrat auf ein Blatt Papier auf. Mit welcher Form du dich wohler fühlst, entscheidest du. Diese Sphäre ist dein Herzraum. Du darfst sie so füllen, wie du dich wohlfühlst!

Zeichne oder klebe alles hinein, was dich ausmacht, dir Energie und Antrieb verleiht und dir Kraft spendet. Sei dabei vollkommen wertfrei. Dein Herzraum ist ein Abbild von DIR und deiner Urkraft! Alles darf hinein, egal, was andere Menschen davon denken. All diese Dinge sind ein Teil von dir. Dekoriere dein Innerstes so, wie es dir beliebt.

Wenn du fertig bist, blicke auf deinen Herzraum. Du siehst das Zuhause in dir, das du für dich selbst erschaffen hast.

ALLES IST MÖGLICH

Spürst du jetzt deine Heldinnenkraft? Dann ist es Zeit, zu planen und zu manifestieren! Formuliere deinen Herzenswunsch unter der Prämisse, dass ALLES möglich ist!

Sprich den folgenden Satz laut aus und vollende ihn intuitiv:
Mein Herzenswunsch ist ...

Schreibe ihn dir auf. Wiederhole ihn jeden Tag, am besten direkt nach dem Aufstehen. Platziere ihn an einem Ort, wo du ihn immer sehen kannst.

HÖRE IN DICH HINEIN

In dieser Phase ist es essenziell, dass du auf deine Umgebung und deine Intuition achtest.

Frage dich: Wer stört dich noch oder hält dich bei deiner Selbstannahme auf?

Achte auch darauf, wie du dich mit der Großen Mutter verbinden willst. Zu welchen Archetypen und Wandlungen fühlst du dich hingezogen? Welche Filme, Serien, Bücher, Charaktere, Prominente gefallen dir gerade?

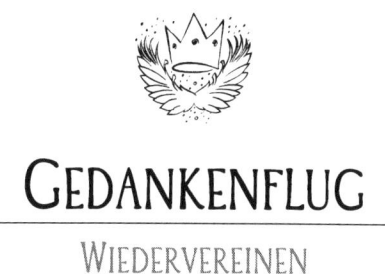

GEDANKENFLUG

WIEDERVEREINEN

DIE HELDINNEN UM DICH HERUM

Starte eine Tabelle mit zwei Spalten. In die linke Spalte schreibst du »Meine Heldin«, in die rechte »So inspiriert sie mich«.

Sammle all deine Inspirationsquellen: Frauen aus deinem Bekanntenkreis, Künstlerinnen, Aktivistinnen, Prominente, Mentorinnen … Auch fiktive Personen aus Filmen, Serien und Literatur zählen dazu. Und natürlich nichtmenschliche Tiere! Schreibe ihre Namen in die linke Spalte und schreibe in die rechte Spalte, wie sie dich inspirieren. All diese Heldinnen sind deine Kraftquellen!

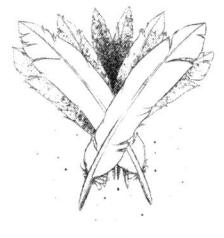

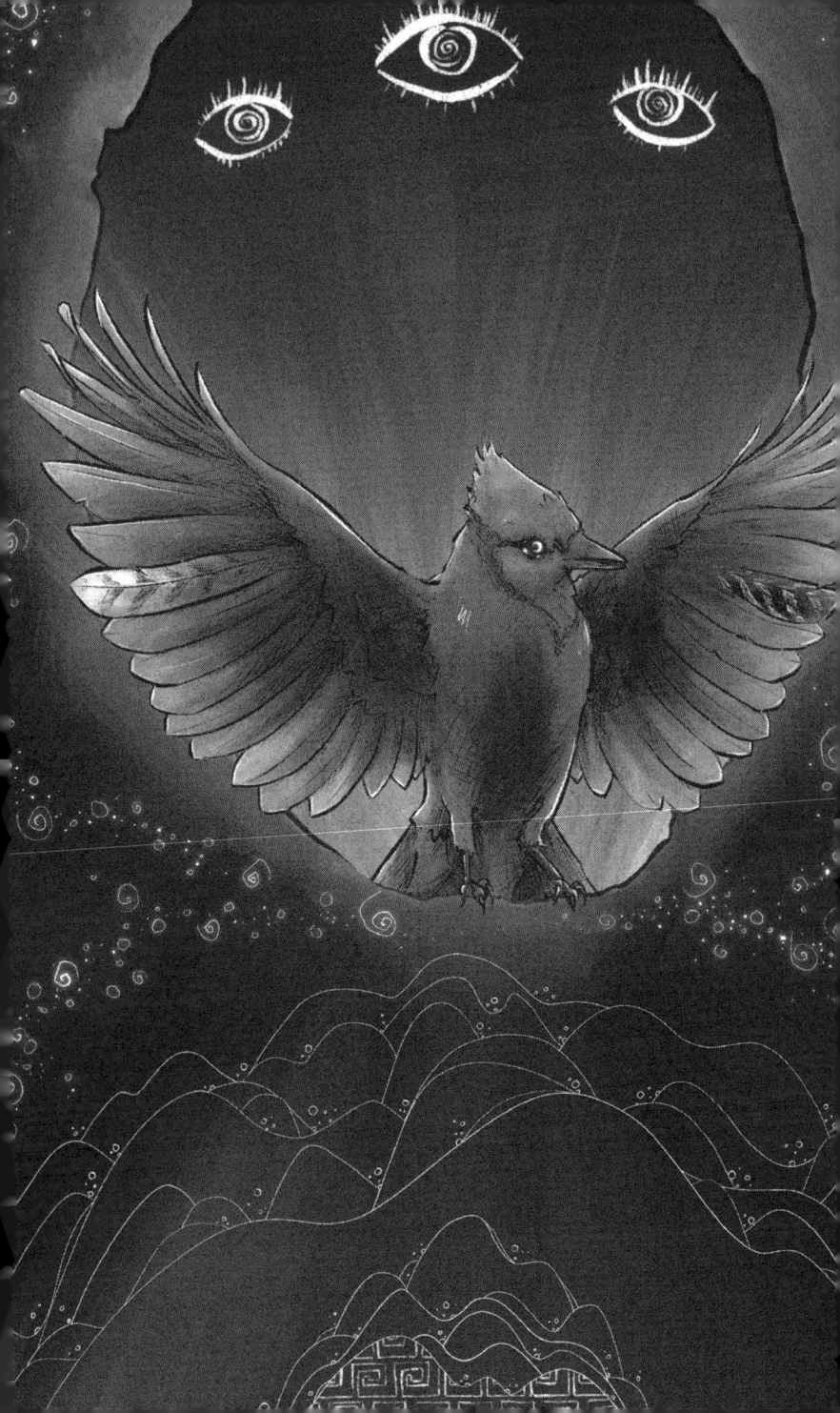

HEILEN

du hast ihn geschlossen, heldin —
den graben in dir selbst
doch es pulsiert noch
eine tiefe wunde in dir
das
was eigentlich stark sein sollte
und dich schützen sollte
wird jetzt heilen
und damit eine wunde
die du so lange spürtest
und die viele vor dir spürten
generationen von ahninnen
die denselben schmerz kannten
und du setzt ihm ein ende —
dem verwundeten maskulinen in dir
um dich endlich zu heilen
und damit alle heldinnen vor dir
mit dir
und nach dir.

Der nasse Waldboden unter deinen Füßen fühlt sich nach Heimat an, und ebenso die Geräusche der Natur, die dich umgeben. Doch während du durch das Unterholz streifst, merkst du, dass du noch manchmal unsicher bist. Du befürchtest, abzurutschen und in der Dunkelheit der Nacht einen vom Astwerk verborgenen Abgrund hinabzufallen. Der Gedanke nimmt dich plötzlich ein: Du vertraust deiner Intuition nicht so absolut, dass sie dich sicher durch diesen Wald geleiten kann. Dein Körper ist dir zu unperfekt, um diesen Teil deiner Reise unbeschadet überstehen zu können. Du traust den sensorischen Reizen an deinen Fußsohlen nicht. Was, wenn der Boden nicht so fest ist, wie er sich anfühlt?

Je mehr du dich in diesen Gedanken verlierst, desto dichter wird die Dunkelheit. Plötzlich hörst du ein Rascheln vor dir – und stehst wie angewurzelt da, Auge in Auge mit einem riesigen Bären.

Die Augen des wilden Tieres fixieren dich. Der Bär wirkt auf dich kalt, dominierend, zerstörerisch. Mit seiner rohen Kraft kann er dich mit einem Wisch vom Erdboden fegen und deine Existenz beenden.

Du atmest schnell und schwer. Gerade eben hattest du dich noch wie die Göttin dieses Waldes gefühlt. Warum jetzt nicht mehr? Die Präsenz des Bären überfordert sich, doch plötzlich besinnst du dich auf deine eigene Macht in dir. Du erinnerst dich an die Lehren aus der Dunkelheit, die du im wortlosen Einverständnis mit der dunklen Göttin in dir aufgenommen hast. Und du akzeptierst, dass der Bär auch nur dieser Natur in sich folgt. Du willst ihn nicht bekämpfen, aber ihn auch nicht

Besitz von dir ergreifen lassen. Du lässt ihn einfach sein, in seiner eigenen Vollkommenheit.

Der Blick des Tieres verändert sich, während du dies realisierst. Zwischen euch entsteht eine Art ursprüngliche Balance, ein tiefes Verständnis, das über eure Bewusstseinssphäre hinausgeht. Ein Austausch auf einer Ebene, die du nicht verstehst, nicht verstehen musst, und genauso wenig der Bär. Aber er findet statt, und alle Spannung weicht in diesem Moment einer Ebenbürtigkeit zwischen euch.

Du gehst auf den Bären zu und er auf dich. Sein riesiger Kopf mit den kleinen, glänzenden Augen sieht auf einmal nicht mehr kampfbereit aus, sondern gutmütig. Er ist nah genug zu dir herangekommen, dass deine Hand in sein weiches, taunasses Fell versinken kann. Du umarmst ihn seitlich seines Kopfes und atmest seinen wilden Duft ein, er wiederum deinen zarten. Ihr verharrt für eine Zeit in dieser Umarmung, die sich vollkommen anfühlt und gleichzeitig so surreal. Du fühlst, dass er ein wichtiger Teil von dir ist, so wie die Vogelfrau in unserer Fabel gelernt hat, ihre maskuline Seite anzunehmen. Keiner von euch ist eine Gefahr für den anderen.

Stattdessen verhilft dir das vermeintlich so gefährliche wilde Tier, deine Urkraft so stark zu spüren wie nie zuvor. Ihr beide offenbart euer Herz, euer Potenzial für echte Liebe und Heilung. Du schließt deine Augen und genießt diesen Moment, der dich und den Bären mit einem Gefühl der Vollkommenheit erfüllt. Eure Wunden und euer Schmerz lösen sich in kleine goldene Partikel auf und vermischen sich mit dem Leuchten der Glühwürmchen in dieser sternenklaren Mondnacht. Es scheint fast, als seufzte der Wald, erleichtert durch eure friedliche Umarmung.

BEFREIE DICH ENDGÜLTIG
VOM TYRANNEN IN DIR

Es mag verführerisch sein, sich auf den Lorbeeren auszuruhen, wenn die zuvor schlummernde Femininität wieder aktiv ist und sich auf vielen Ebenen zeigt. Aber sie ist nur eine Seite der Medaille! Freude lässt sich nur empfinden, wenn es auch Trauer gibt. Licht bedingt Schatten. Sommer weicht dem Winter. Bestimmt merkst du, worauf ich hinauswill, Heldin?

Auch das Feminine braucht ein Pendant, um vollends wirken zu können. Und dieses Pendant ist das Maskuline.

Jedes Bewusstsein muss beide Pole in sich tragen, um in Balance zu sein. Es ist eine archetypische Macht, die aus den Tiefen des kollektiven Unbewussten zu jedem von uns vordringt – wir sind alle feminin und maskulin, Heldin und Held, und gleichzeitig mehr als diese Dualität, wenn wir uns heilen. Diese Tatsache ist vollkommen unabhängig vom biologischen Geschlecht oder Stereotypen, sondern eine universale Situation.

Viele von uns kämpfen mit dem negativ ausgeprägten Maskulinen in sich. Du auch? Es ist aggressiv, kritisch, zerstörerisch, perfektionistisch, kontrollierend, dominierend, kalt. Dabei haben auch all diese Eigenschaften etwas Positives an sich – bloß haben wir sie als etwas Negatives kennengelernt, was uns nun als innerer Tyrann verfolgt. Und wenn diese Eigenschaften uns so sehr einnehmen, dass wir aufhören, zu fühlen, unserer Intuition zu vertrauen, unsere Körper zu spüren und zu träumen – dann lassen wir uns von dem inneren Tyrannen versklaven und verlieren uns! Es fehlt in dieser Situation ein wichtiger Teil, den wir brauchen, um uns zu heilen. Ähnlich ist es mit der dunklen Göttin, die wir in uns finden und auf eine positive Art und Weise in unser Selbst integrieren müssen. Nichts in uns darf unerforscht bleiben, wenn wir uns komplettieren wollen.

Es ist darum essenziell, dass du den inneren Tyrannen und all seine anderen Ausprägungen in dein Bewusstsein holst, Heldin. Ist dir klar, inwiefern dich das verwundete, negative Maskuline in dir aufhält? Und bist du bereit, dich dieser letzten großen Barriere zu stellen, die dir auf deiner Reise im Weg steht?

HEILENDE PFLANZEN, ANFEUERNDE URAHNINNEN UND DER MANN AM FEUER

Ich selbst hatte einen ausgeprägten Tyrannen in mir. Er hatte alle Eigenschaften, die ich dir oben beschrieben habe, Heldin. Vielleicht geht es dir genauso wie mir, und vielleicht nur teilweise. Aber Fakt ist, dass wir all das angehen müssen, um uns heilen zu können. Sonst wird es keiner für uns tun!

Wie schon oft betont, ist es nicht nötig, diese Schritte allein zu gehen. Zusammen mit deinem *Tribe* wirst du stärker und schaffst es bewusst, einige dieser Hürden zu meistern. Aber an manchen Stellen kann es sinnvoll sein, mehr Hilfe zu suchen und im Unbewussten anzusetzen.

In diesem Stadium meiner Heldinnenreise erkannte ich die Macht heiliger Pflanzen und spiritueller Riten. Nicht umsonst gibt es in vielen Kulturen Riten und Zeremonien, die jungen Menschen zur Initiation dienen und die für ältere Menschen zur Heilung genutzt werden. Die Natur hilft uns, vollkommen zu werden, wenn wir sie lassen. Es ist wissenschaftlich erwiesen, dass Wälder heilend wirken, quasi von außen. Auch durch Meditation kann ein anderer Bewusstseinszustand erreicht werden. Außerdem gibt es viele heilige und heilende Pflanzen, die wir Menschen zeremoniell zu uns nehmen können, um Wahrheiten in uns zu finden oder wiederzuentdecken.

Ich habe mich mehrmals auf die Reise in mein Innerstes begeben und heilte mit jedem Mal etwas mehr. Es dauerte Jahre und erforderte mehr Mut und Stärke, als ich dachte, jemals zu besitzen. Ich entdeckte lange vergrabene Erinnerungen, befreite eingesperrte Emotionen meiner maskulinen Seite in mir, betrachtete sie zum ersten Mal wertfrei und freundete mich mit ihnen an. Bei einer sehr visuellen Erfahrung sangen mir meine Urahninnen, verwoben in eine unendlich scheinende DNA-Helix, ein Lied, das mir für meine weitere Reise Kraft spendete und das mich zur aktuellen Heldin dieser Ahnenreihe ernannte.

Schließlich gelangte ich während einer meiner spirituellen Reisen, die sich für mich immer anfühlen wie Träume, in mein Innerstes: Ich sah es als Urwald vor mir. Ich kannte diesen Ort bereits, denn meine feminine Seite, die sich mir immer als eine Art Naturgöttin zeigt, lebt dort, und ich hatte sie schon mehrmals getroffen. Diesmal hatte ich eine zielstrebige Absicht mitgebracht: Ich wollte das verwundete Maskuline in mir finden und endlich heilen! Ich wusste, dass es harte Arbeit sein würde, und keine einfache Situation. Meine Naturgöttin führte mich durch den Urwald, hin zu dem »wilden Mann«, der in mir – und auch in irgendeiner Form in dir und allen anderen Menschen – lebt, und den ich bisher noch nie gesehen hatte. Aber seine Wunden hatte ich ganz deutlich gespürt. Die Göttin wusste sofort, wen ich meinte, als ich sie fragte, wo ich ihn finden könne.

Als sie an einer Lichtung einen Blättervorhang zur Seite strich, sah ich den »wilden Mann« zum ersten Mal wirklich. Er saß er allein auf einem Baumstamm am Feuer. Jahrelang hatte er allein im Dickicht des Waldes dahinvegetiert. Keiner hatte ihm erlaubt, mit der Naturgöttin und den anderen Spirits zusammen zu sein, die dort in Harmonie miteinander lebten. Denn die Einzige, die ihm das hätte erlauben können, war ich ... Und ich hatte ihn vertrieben wie einen Aussätzigen, weil ich ihn für alles Negative in meinem Leben verantwortlich gemacht hatte! Als ich mich dem Mann am Feuer näherte – er war in eine Art Wikinger-Outfit gekleidet, was meine Psyche wohl als sehr wild einschätzt – sah er mir in die Augen. Mein erster Eindruck von ihm war, dass er aussah wie ein Häufchen Elend. Seine Mimik wirkte verletzt und verbittert, seine Körperhaltung war schlaff und kraftlos. Ich fühlte mich richtig schlecht für alles, was ich ihm angetan hatte. Aber ich hatte endlich Kontakt zu ihm, und diese Chance wollte ich unbedingt nutzen!

Was an diesem Tag geschah? Ich musste all den Schmerz ertragen, den ich dieser Seite von mir zugefügt hatte. Ich musste mir und ihm vergeben für alles, was wir einander angetan hatten. Und ich führte meine maskuline Seite wieder mit meiner femininen Seite zusammen. Nachdem ich viel Schmerz gespürt hatte, fühlte ich danach genau das Gegenteil: unendlich viel Leichtigkeit und Glück. Ich fühlte mich stärker denn je, und vollkommener. Ich hatte einen Teil in mir geheilt, der lange zerbrochen gewesen war, und den ich selbst verletzt hatte.

Heute weiß ich, dass es vor allem daran lag, dass ich mir selbst für verschiedene Dinge nicht vergeben konnte. Intuitiv hatte ich mich in den Monaten vorher in Zeremonien und Meditationen mit dem Thema »Vergebung« befasst. Immer wieder hatte es zu mir gefunden! Ich weiß nicht, ob ich meine verwundete maskuline Seite ohne diese Vorarbeit hätte kitten können. Aber eins weiß ich: *forgiveness* ist ein essenzieller Bestandteil dieser Reise – und zwar für uns selbst und auch für andere Menschen, die uns verletzt haben. Das wurde mir erst an diesem Tag richtig klar, an dem ich das verwundete Maskuline in mir traf, annahm und heilte.

Ich spürte durch die Pflanzenmedizin rohe Urkräfte in mir, die vorher blockiert gewesen waren. Ich durfte wertvolle Erfahrungen machen und Brüche in mir kitten. Ich bemerkte zum ersten Mal meine Kraft, und nach einer dieser Erfahrungen beschloss ich, dieses Buch zu schreiben, um meine Erkenntnisse mit Heldinnen wie dir teilen zu können. Ich wollte der Welt ein Stück von der Heilung geben, die mir widerfahren war. Denn eins wusste ich ganz klar: Ich muss die Botschaft verbreiten, dass es möglich ist, aus vielen kleinen Stücken wieder ein großes Ganzes zu machen! Es ist möglich, sich selbst zu heilen und zu krönen.

Ich wünsche dir, dass auch du diese Dinge siehst und spürst, Heldin! Auf welche Weise du Zugang zu ihnen bekommst, liegt an dir.

WENN MUT AUF FRUCHTBAREN BODEN FÄLLT

Die Schlüssel zur Heilung sind Vergebung und Selbstliebe – gepaart mit einer enormen Portion Mut. Du wirst dich erst komplett lieben, wenn du den Tyrannen in dir anerkennst, Heldin. Hole ihn ins Bewusstsein und benenne ihn. All seine Seiten müssen dir klar sein. Und wenn du das geschafft hast, darfst du ihn keinesfalls mit Gleichem bekämpfen – ein aggressives Entgegenstellen wäre wieder von maskuliner Energie geprägt und würde das verletzte Maskuline in dir nicht heilen. Im Gegenteil, du würdest es so noch verstärken und wieder zurückgeworfen werden.

Was in diesem Stadium nötig ist, ist Akzeptanz. Du kannst diese Emotionen nicht ungefühlt und nichtexistent machen. Aber du kannst sie annehmen und verabschieden, Stück für Stück, bis du nicht mehr von negativer maskuliner Energie erfüllt bist, sondern von Liebe für dich selbst und für diese Seite in dir.

Ehre deine feminine Natur und all das (intuitive) Wissen, das du jetzt verspürst. Integriere genauso alles Maskuline, was du auf deiner Reise kennengelernt hast, und verabschiede die negativen Aspekte davon. Entwickle einen positiven Bezug zu deiner maskulinen Seite und stelle beide Pole gleich. Beide sind gleich viel wert und gleich wichtig für deine Heilung, Heldin! Wenn du Ablehnung und Resistenz verspürst, wenn es um die Integration geht, dann brauchst du noch eine Weile bis zur vollkommenen Heilung. Aber das ist okay! Du musst keine Erwartungen erfüllen und besonders schnell sein. Du darfst auch Rückschritte machen, wenn du dich danach wieder auf dein Ziel besinnst. Wichtig ist, dass du diesen Weg bis zum Ende gehst.

Wenn du das schaffst, wird dein Seelengrund von deinem Mut und der feminin-maskulinen Einheit in fruchtbaren Boden verwandelt. Dann steht es dir frei, dein eigenes, vollkommenes, autonomes Leben zu kreieren. Du hast die Basis dafür mit deiner eigenen Kraft erschaffen, dass etwas Neues, nie zuvor Dagewesenes entsteht. Du hast den Boden deiner Seele durch deinen Mut zur Heilung und Selbstliebe urbar gemacht. Du bist gelöst von dem, was dich aufgehalten hat, und du kannst deine Reise endlich so fortsetzen, wie du es dir immer gewünscht hast! Du bist bereit für die Wiederverzauberung deines Lebens.

Besonders beeindruckt mich eins bei vielen Heldinnen, mit denen ich arbeite: Sie ziehen aus ihrer Heilung die Kraft, um anderen Menschen zu helfen. Dadurch, dass sie mit sich selbst in Balance kommen, geben sie der Welt etwas zurück. Du kannst diejenige sein, die für Ewigkeiten durch ihre eigene Heilung einen Fußabdruck in der Welt hinterlässt. Hast du schon eine Idee dafür, wie du deinen Goldstaub verteilen wirst?

Wiederverzaubere die Welt

Wir leben in einer Zeit und Gesellschaft, in der die Verbindung zur Großen Mutter größtenteils verloren gegangen ist. Der Lebenssinn wurde dem Drang nach Kontrolle über das Königreich untergeordnet, unsere Welt wurde entzaubert. Dadurch leiden unsere Umwelt, unsere nichtmenschlichen Verwandten und wir selbst jeden Tag, physisch und psychisch. Ohne Rücksicht auf Verluste wurde lange immer mehr, immer schneller zu erreichen versucht – und nun sehen wir uns diesem Scherbenhaufen gegenüber.

Manche von uns sind schon dabei, ihren Teil beizusteuern, dass sich etwas ändert. Die Reise zur eigenen Heilung ist ein Teil davon; Bewusstsein für die Situation und Empathie für alles um uns herum, das lebt, ebenso. Wenn wir es alle gemeinsam versuchen, wiederverzaubern wir die Welt.

Wusstest du, dass künstliche Intelligenz, kurz KI, inzwischen so weit ist, dass sie Lieder im Stil bestimmter Künstler*innen schreiben kann? Kürzlich begegneten mir neue Songs von Nirvana, Amy Winehouse und Jimi Hendrix aus dem Jahr 2021, die täuschend echt klangen. Sie wurden jedoch komponiert, getextet und gesungen von einer KI.

Heißt das, dass Musiker*innen in Zukunft überflüssig sind? In einer Welt, in der nur der maskulinen Seite ein Wert beigemessen würde, wäre das so: Durch die Rationalität und deren Frucht, die KI, ist es möglich, Musik einfach technologisch herstellen zu lassen. Musiker*innen wären ein Auslaufmodell: Sie sind nicht auf Abruf kreativ, können krank werden und haben viele andere »Nachteile« gegenüber der immer zuverlässig arbeitenden KI. Aber bestimmt ist es für dich auch so, dass ein Lied seine Bedeutung daraus zieht, dass ein anderer Mensch den

Text und die Melodie erdacht und gefühlt hat, oder? Das ist der feminine Anteil, der sinnstiftende Teil der Musik, der uns als Menschen zusammenbringt und emotional abholt.

Balance entsteht, wenn wir der Leistung der KI die Wertschätzung entgegenbringen, die sie verdient – denn es ist supermagisch, wenn eine computergenerierte Version Kurt Cobains plötzlich ein Lied im perfekten Grunge-Stil singt und es noch dazu textlich passt. Außerdem hätte die KI ohne die von den Künstler*innen kreierten Songs keine eigenen Lieder erfinden können, und sie ist selbst eine Kreation der Menschheit. Gleichermaßen ist es weiterhin wunderschön, dass wir Menschen uns hinsetzen, Klänge erzeugen und uns damit Geschichten darüber erzählen, wie wir unsere Zeit auf der Erde erleben.

So liegt sowohl den Möglichkeiten, die wir durch die KI haben, und der Essenz unseres Bewusstseins, die in jedem von einem Menschen kreierten Lied steckt, ein Zauber inne. Und so ist es auch auf unserer Heldinnenreise: Wir müssen das, was wir im Außen geschaffen haben, genauso schätzen lernen wie unsere innerliche Entwicklung.

HEILUNG DURCH BALANCE

Eine Waage ist empfänglich für die leichtesten Schwankungen, und so wird auch dein Leben immer wieder Disbalancen unterworfen sein. Selbst wenn du dir darüber bewusst bist, was diese Abweichungen auslöst. Die Heilung ist ein langer Prozess – es ist also ratsam, achtsam zu bleiben. Deine Träume sind ein guter Indikator: Sie zeigen dir durch Archetypen und Wandlungen, wie dein Unterbewusstsein deine Fortschritte einordnet und verarbeitet. In allen Schritten deiner Heldinnenreise können diese Symbole verstärkt auftauchen, aber ich persönlich hatte die eindrucksvollsten Träume in meiner Heilungsphase. Begegnen dir positive männliche Archetypen oder wilde Tiere? Dann bist du auf dem richtigen Weg!

In diesem Stadium möchte ich dir besonders eins mitgeben: Besinne dich auf dein Gleichgewicht, Heldin – dann wirst du auf deiner Reise nur selten stolpern. Und wenn du stolperst, richtest du dich mit deiner neuen inneren Stärke schnell wieder auf.

Dein femininer Wissensschatz, deine Intuition und deine Träume sind dein Polarstern. Sie zeigen dir den Weg zu deinem Ziel, immer. Vertraue ihnen, vertraue dir, hülle dich in Selbstliebe. Dadurch heilst du nicht nur dich, sondern beteiligst dich an der Heilung der ganzen Welt.

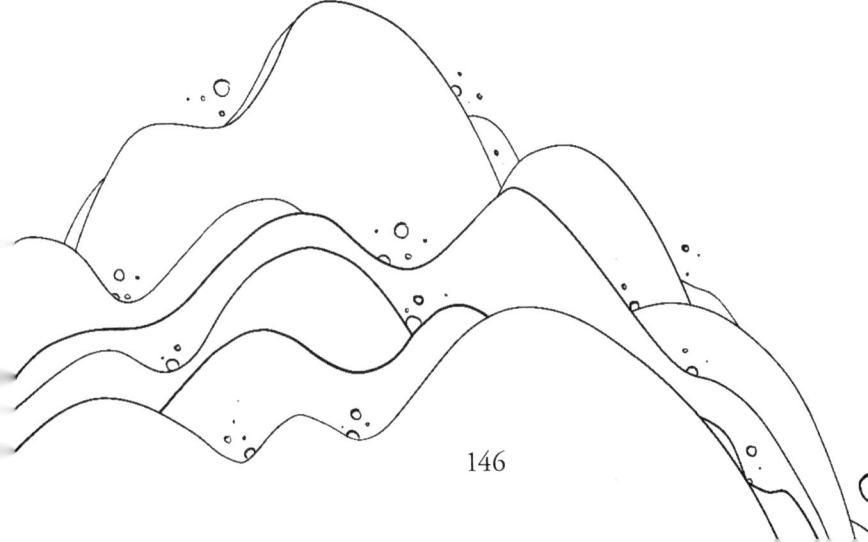

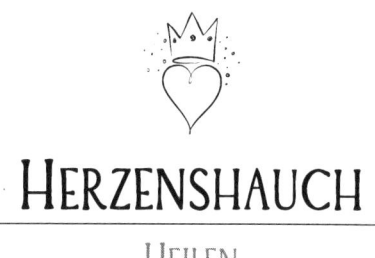

HERZENSHAUCH

HEILEN

DEINE INITIATION

Suche dir den Bereich aus, der am meisten zu dir spricht: spirituelle Riten oder Pflanzenmedizin.

Informiere dich intensiv über Pflanzenmedizin und *Sacred Plants*. Schaue, welche Medizin zu dir findet. Du wirst zu manchen eine besondere Affinität spüren – und das kann die Pflanze sein, die dir am besten helfen kann. Vielleicht musst du für deine Initiation in ein nahes oder fernes Land reisen oder neue Menschen kennenlernen und ihre helfende Hand annehmen. So wird deine Heldinnenreise ein echtes Abenteuer und noch reicher an Erfahrung.

Spirituelle Riten und Zeremonien werden in vielen Kulturen zur Initiation genutzt. Leider fehlt es uns in der westlichen Kultur an solchen Riten – bis auf den Schulabschluss und den Führerschein erleben wir nur wenige Dinge, die uns zeigen, dass unsere Kindheit endet und das Erwachsenenleben beginnt. Und keine davon sind spirituell wertvoll.

Kreiere dir eine Zeremonie oder ein Ritual, womit du dich von deinem »Kinder-Ich« ohne Selbstverantwortung verabschiedest.

Starte mit einem Ritual bewusst in deinen neuen Lebensabschnitt und wirf alten Ballast ab!

Ressourcen zu diesen Punkten findest du auch am Ende dieses Buchs.

BEZIEHUNGSPFLEGE MIT DIR SELBST

Verbringe einen Tag mit dir, an dem du deine feminine Natur ehrst. Sei dankbar, verwöhne dich, pflege dich, genieße dich! Feiere die Selbstliebe und positive Beziehung zu deiner femininen Seite. Merke dir das liebevolle Gefühl, das du dabei hast, und wende es auf deine maskuline Seite an. Wenn du zu beiden Seiten eine positive Beziehung entwickelst, wirst du sie heilen können.

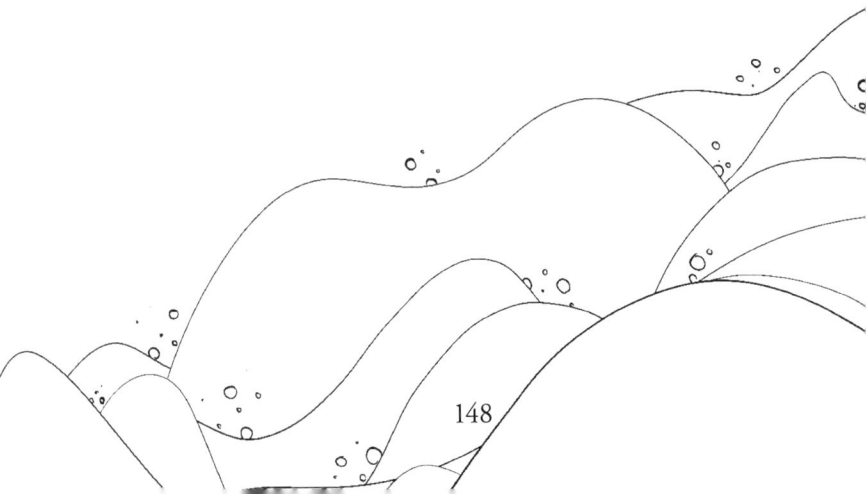

BALANCE SEHEN

Male dir zwei Körper schemenhaft auf. Einer ist deine maskuline und einer deine feminine Seite. Fülle beide jeweils gleichmäßig mit positiven Eigenschaften, bis du für beide Seiten gleich viele gesammelt hast. Gib jeder Seite einen Namen oder eine andere Bezeichnung.

BALANCE HÖREN

Höre dir auf YouTube Musik zur Balance deiner femininen und maskulinen Energie an (Tipp: suche nach »*music feminine masculine*«, dann erscheinen einige Videos) – zum Einschlafen, beim Meditieren, beim Schreiben, bei kreativen Tätigkeiten …

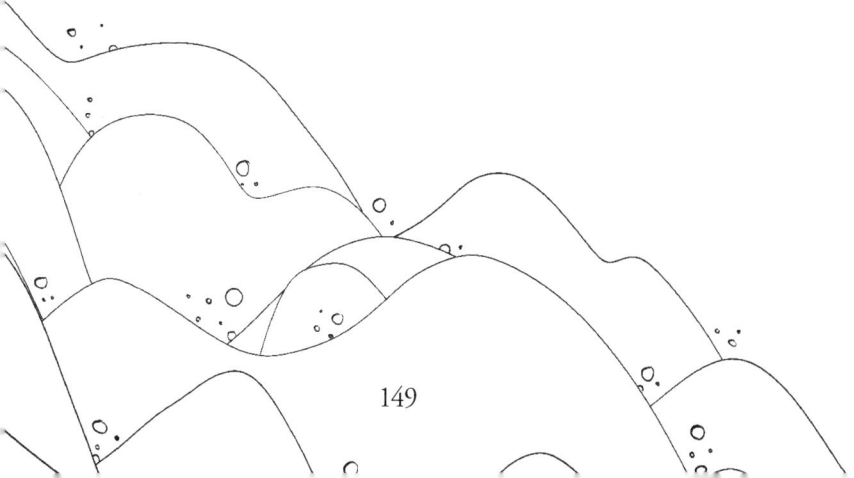

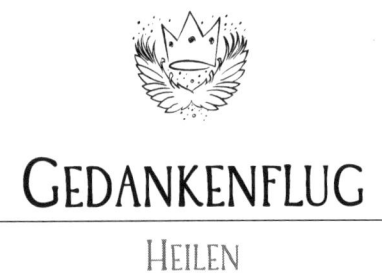

GEDANKENFLUG

HEILEN

ERKUNDE DEINE GEDANKEN

Beobachte deine Gedanken und dein Verhalten für eine Woche (wenn du magst, auch länger). Wann fühlst du dich von einer Emotion übermannt – im wahrsten Sinne des Wortes? Sammle diese Emotionen schriftlich, um Auslöser für Disbalancen festzuhalten. Versuche danach, diese Emotionen und Seiten an dir zu akzeptieren, damit du sie später loslassen kannst.

BRIEF AN DEINE INNERE HELDIN

Du bekommst eine Frage von dir selbst gestellt. Sie lautet: »Was fehlt dir, um vollkommen zu sein?« Antworte dir selbst in einem Brief an dein Heldinnen-Selbst. Beginne deinen Brief mit der Begrüßung »Hallo, Heldin!«

TRAUMFORSCHUNG

Schreibe deine Träume in den nächsten Tagen auf, wenn du dich erinnerst. Wie du bereits gelesen hast, bieten sie dir Zugang zum kollektiven Unbewussten und unverfälschten Urbildern. Es lohnt sich, diese wichtigen Botschaften festzuhalten!

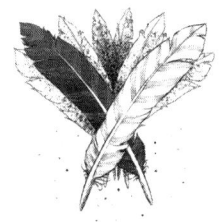

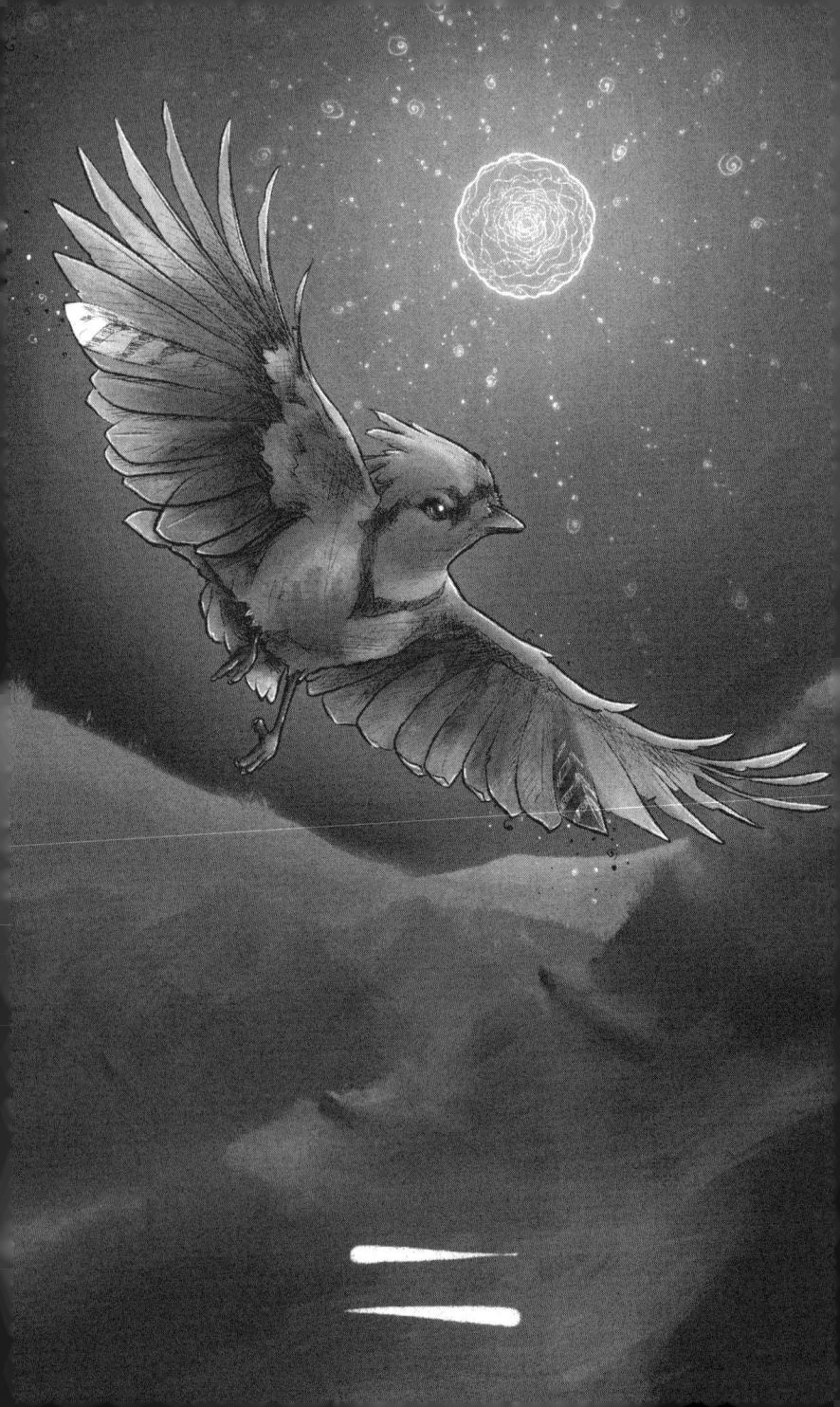

KRÖNEN

der kreis schließt sich, heldin
du bist am ziel deiner reise
du krönst dich mit einem diadem
aus deinen ureigenen kristallen
und vereinst unter diesem glimmerspiel
beide seiten im licht
und im schatten
du weißt
keine davon
kann ohne die andere sein
und mit beiden zusammen
bist du so viel mehr
als nur du –
du bist mehr als
dualität
mehr als dein
verstand
mehr als deine
intuition
du bist eine vollkommene heldin
und ein vollkommener held
hellglänzend mit deinem mutigen herzen
du bist federleicht furchtlos.

Als du deine Augen wieder öffnest, sind der Bär und der Wald verschwunden. Du hältst deine Beine umschlungen wie ein Fötus. Du bist umgeben von goldenem Wasser und Licht.

Das Gefäß, in dem du in Urwassern gebettet schwebst, ist nicht sonderlich groß. Du streckst deine Hände aus und berührst sofort eine dünne Wand. Es ist gemütlich im goldschimmernden Fluid, es ist wohltemperiert und du kannst trotzdem atmen – aber du weißt, dass du nicht immer hierbleiben kannst. Mit deiner rechten Faust versuchst du, die Wand aufzubrechen, und schon nach kurzer Zeit gibt sie nach.

Du bemerkst, dass du dich in einem goldenen Ei befunden hast, als die Schale aufbricht. Draußen siehst du unendlich viele Sterne und entfernte Nebulae. Du erweiterst das Loch im Ei und steigst heraus. In absolutem Urvertrauen berühren deine Füße einen unsichtbaren Boden. An allen Seiten beginnt das Universum, und endet irgendwo. Du bist im All, in allem. Du bist alles, was du siehst.

Du wirfst einen Blick zurück auf das kosmische Ei, aus dem du dich soeben selbst in vollkommener Ganzheit geboren hast. Du fühlst dich verbunden mit dem unendlichen Leben, das um dich herum pulsiert. Und du willst daran teilhaben, voller Liebe und Gleichheit. Du bist überwältigt von deinem Verlangen nach Lebendigkeit und Verbindung – und vom Gefühl der Heilung.

Zum ersten Mal fühlst du dich ganz, als du die Ganzheit um dich herum siehst. Aus eigener Kraft hast du es geschafft, an diesen Punkt zu kommen. Stolz erfüllt dich, und du verspürst Dankbarkeit. Dein Ich und dein Selbst sind in reiner Liebe verbunden. Du leuchtest, während du in deinem kosmischen Urnest stehst, und wirfst gleichzeitig einen Schatten. Und du nimmst es an. Du schaffst es, dir zu vergeben. Du nimmst dich an, und alles andere um dich herum. Du siehst keinen Unterschied mehr zwischen deiner Welt und anderen Welten.

Hier oben bist du allein in deiner Vollkommenheit, und doch mit allem verbunden. Jetzt darfst du dir aussuchen, wo und wofür du deine Heldinnenmacht nutzen willst – es steht dir frei. Du bist frei, wie der besondere Vogel am Ende der Fabel.

Zu deinen Füßen bemerkst du eine Krone. Ihre vollkommene kreisrunde Form erinnert dich an dich selbst. Auch du bist ein Kreis, deine Reise war ein Kreis – und wenn du dich selbst krönst, schließt du ihn.

Du hebst die Krone auf und betrachtest sie voller Liebe und Stolz. Du brauchst niemanden, der sie dir aufsetzt. Du kannst und darfst dich selbst zur Heldin deiner Welt und deines Lebens krönen.

Du hältst die Krone über deinen Kopf. Bevor du sie absetzt, beschließt du deine Mission als Heldin, die du für die kollektive Heilung aller Welten und aller Zeiten erfüllen willst. Du atmest die kosmische Urnacht tief ein, atmest aus – und vollendest deine Krönung …

INNERE UND ÄUSSERE VERBUNDENHEIT

Spürst du die Intensität dieser Aussicht, Heldin? Die eigene Krönung ist eine der wichtigsten Stationen deines Lebens. Du bist im Inneren mit dir selbst verbunden: mit deiner femininen und maskulinen Energie, deinem *Higher Self.* Diese harmonische

Beziehung führt dazu, dass du dir selbst das Leben schenkst, das du immer haben wolltest. Du bist dir deine eigene Mutter und dein eigener Vater. Du bist Heldin und Held.

Die Harmonie in deinem Inneren ebnet dir den Zugang zur äußeren Welt und zu anderen Menschen. Du entdeckst wieder, dass du ein Teil des großen Ganzen bist, der Kreis schließt sich. Du nimmst dich nicht mehr nur als du selbst wahr, sondern in Verbindung mit allem, was dich umgibt. Du bist achtsam im Umgang mit dir und deiner Umwelt. Es ist kein Platz mehr für destruktives Verhalten innerhalb dieser Harmonie.

Vielleicht bist du diesem Zustand schon ganz nahe – vielleicht aber auch weiter entfernt. Reflektiere deine eigene Reise, Heldin: Wo stehst du und was fehlt dir noch, um zu diesem Punkt zu gelangen? Wann bist du frei von dem, was dich an deiner vollkommenen Entfaltung hindert? Wofür fehlt dir noch der Mut?

DER HÄRTESTE ENDGEGNER: DU SELBST

Damit diese sakrale Verbindung in dir entstehen kann, müssen sich das Bewusste und Unbewusste miteinander in Liebe verbinden. Dein Unbewusstes weiß schon, was es will: vollkommen sein. Doch oft hält das Ego die Heldin auf – die zuvor erwähnten tyrannischen Anteile in ihr sind die Ursache. Deswegen möchte ich dich an dieser Stelle noch einmal daran erinnern, wie wichtig es ist, alles in dein Bewusstsein zu holen, was du aus deinen Tiefen nach oben bringen kannst.

Bei einem bin ich mir sicher, Heldin: Deine Liebe zu dir selbst wird dir dabei helfen. Denn du willst vollkommen werden, du willst dich krönen. Darum bist du deiner Intuition gefolgt und hast dieses Buch in dein Leben gelassen. Das war ein wichtiger Schritt. Nutze nun dein Wissen und bilde dein eigenes goldenes Ei aus – wie einen schützenden und kräftespendenden Kokon, in dem du dich zur Heldin entwickelst.

Du willst wissen, ob ich diesen Schritt schon vollendet habe? Dazu kann ich dir nur sagen: Ich weiß, dass die Heldinnenreise lang ist und dass ich mit diesem Wissen täglich an mir arbeite. Manchmal sabotiere ich mich selbst. An manchen Tagen fühle ich mich vollkommener und stärker als an anderen. Das ist normal.

Unsere Heldinnenreise ist ein ewiger Kreis, eine Spirale aus großen und kleinen Kreisen. Sie ist keine Aufgabe, die wir erfüllen müssen, sondern ein Konzept, das uns hilft, unsere Herausforderungen zu verstehen und anzunehmen. Sie ist kein Garant für Heilung, sondern ein Schlüssel zu unserem Unbewussten, der uns zeigt, wie ein Weg der (kollektiven) Heilung aussehen kann.

WAS IST DEINE MISSION?

Ich will mithilfe von Geschichten zur Wiederverzauberung der Welt beitragen und positive Veränderungen in den Herzen vieler Menschen inspirieren. Darum strebe ich danach, mich zu krönen. Ich arbeite mit vielem, was ich tue, darauf hin. Und immer, wenn eine Heldin mir ihr Herz öffnet und ihr zum ersten Mal klar wird, dass sie mit ihrem Mythos ein Teil dieses ewigen Kreislaufs ist, den unsere Ahninnen und unsere Nachkommen ebenfalls durchlaufen haben oder durchlaufen werden, weiß ich, dass ich die Mission erfülle, die ich mir gesetzt habe. Ich will Menschen zeigen, dass (ihre) Geschichten wichtig sind und dass wir diesen Wert schätzen müssen.

Mir ist es wichtig, die Welt mit meinem *Mythweaving* wiederzuverzaubern. Zu zeigen, dass es mehr gibt als das, was wir sehen und was unsere Sinnesorgane wahrnehmen. Dass es ein Urmeer voller Bilder und Ideen gibt, aus denen wir alle Bedeutung ziehen. Dass Spiritualität essenziell ist. Dass wir alle das Potenzial haben, auf unsere Weise Goldstaub in die Welt zu tragen und sie zu einem lebendigen Ort voller Liebe zu machen. Das ist meine Mission.

Was ist deine?

In dir lebt deine einzigartige Heldinnenmagie. Auch du kannst unsere Welt wiederverzaubern. Deine Heilung ist unsere Heilung. Deine Kraft schenkt uns allen Kraft. Deinen Goldstaub verteilt der Wind in alle Himmelsrichtungen, wenn du dich traust, ihn der Welt zu zeigen.

DAS ENDE DER SPALTUNG

Wenn du dich noch nicht traust, diese Mission zu leben, dann liegt noch transformierende Arbeit vor dir. Aber lass dich davon nicht einschüchtern! Jede von uns ist einmal den ersten Schritt gegangen. Du hast mein Vertrauen, Heldin – und ich habe dieses Buch für dich geschrieben, damit du dich jederzeit mit mir als deine Begleiterin verbinden kannst.

Um die benötigte Harmonie herzustellen, kann es nötig werden, loszulassen und zu vergeben. Anderen Menschen, Emotionen, Gefühlen, dir selbst. Wichtig ist es jedoch, dass du dich auf eins besinnst: Alles, was du erlebt hast, alles, was du gefühlt hast, und jeder Mensch, dem du begegnet bist und mit dem du Lebenszeit geteilt hast, ist ein Teil von dir geworden. Ein Teil deiner Welt, ein Teil deines Lebens. Es ist nicht möglich, Negatives aus deinem Leben zu verbannen, und oft wird es niemals vergessen. Du musst auch nichts davon vergessen – aber es ist wichtig, zu vergeben. Anderen zu vergeben, und dir zu vergeben. Erst dann bist du nicht mehr gespalten, erst dann können diese Wunden heilen. Akzeptiere sie als ein Teil von dir, als einen Schritt auf deinem Weg, als ein Kapitel deiner Heldinnenstory. Du kannst nichts rückgängig oder vergessen machen, aber du kannst alles integrieren und nach und nach loslassen. Dieser Prozess ist leicht oder schwer, langwierig oder kurz. Er ist so individuell wie deine Geschichte. Aber es ist wichtig, dass du ihn durchläufst, um deine Krone zu finden und zu tragen.

Erinnere dich dabei immer an eins: Verbindung ist der Schlüssel, Heldin! Beende die Spannung und Spaltung in dir und um dich herum. Ziehe Stärke aus deiner femininen und maskulinen Seite. Schlüpfe aus deinem goldenen Ei und wiederverzaubere die Welt!

DIE GEKRÖNTE HELDIN UND IHRE AUSWIRKUNG AUF DIE KOLLEKTIVE HEILUNG

Die Krone ist als vollkommener Kreis ein spirituelles Symbol der Einheit zwischen Körper, Geist und Seele. Sie ist kulturübergreifend zu finden und die Bedeutsamkeit, die wir in ihr sehen, entstammt den archetypischen Gefilden des kollektiven Unbewussten.

Wer sich krönt, nimmt eine Kraft an und wird zu dieser Kraft — somit hat das Krönen eine tiefe rituelle Bedeutung. Dein Kopf ist in der Mitte dieses Kreises, in Balance. Nicht nur einer Seite zugewandt, sondern beiden gleich viel. Die Krone zeigt, dass du mehr bist als Dualität. Die gekrönte Heldin befindet sich in der Mitte ihres Seins, in vollkommener Harmonie. Sie ist die höchste Form ihres Daseins.

Je mehr Heldinnen ihre Krone finden, annehmen und tragen, desto mehr werden wir alle heilen. Du löst damit die Spannungen deiner Vorfahrinnen, die du unbewusst mit dir umhergetragen hast. Du ebnest einen Weg ohne die Spaltung für deine Nachkommen oder die Menschen, die dich umgeben. Du hilfst mit, die Brüche in den (K)Reisen vieler anderen Heldinnen zu schließen und sie darauf aufmerksam zu machen, wie wertvoll sie sind. Du bringst Liebe in die Welt – nicht nur zu Menschen, auch zur Natur, mit der du in Harmonie lebst. Du kreierst als gekrönte Heldin eine Zukunft für alle(s).

Das ist keine Bürde, Heldin! Es ist deine federleicht furchtlose Zukunft, wenn du dich krönst. Es ist ein Effekt davon, wenn du deine Essenz lebst. Es ist die kollektive Heilung von uns allen.

Schau heute Nacht in die Sterne, Heldin, und atme die kosmische Ganzheit ein. Spürst du, dass du ein Teil davon bist? Spürst du die Möglichkeiten, die du hast? Fühlst du, wie deine Intuition und dein Herz dich darum bitten, diesem Ruf zu folgen?

Dann kröne dich, Heldin, und trete ein in den Kreis derer, die schon gekrönt sind.

Sie warten auf dich, sie warten auf deine Zeit.

Sei mutig.
Sei stark.
Trau dich, deine Mission zu leben.
Erlebe deine Heilung.
Erlebe, wie wir alle heilen.
Erlebe eine Welt jenseits der Spaltung.

Schließe den Kreis und kröne dich.
Wir alle brauchen dich!

161

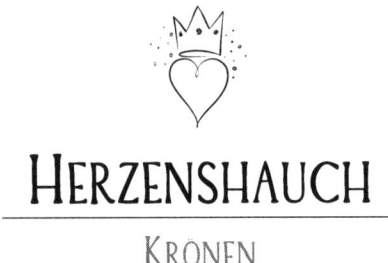

HERZENSHAUCH

KRONEN

WER SIND DEINE BEIDEN SEITEN?

Schreibe dir auf, wie deine feminine und maskuline Seite aussehen.

Was macht die beiden aus? Wie sind sie gekleidet? Welche Frisur haben sie? Welche Haar- und Augenfarbe? Wie sehen ihre Körper aus? Haben sie besondere Zeichen auf ihrer Haut oder auf ihrer Kleidung?

Wie verhalten sie sich, wenn sie sich treffen?

Wenn du zeichnen kannst, entwirf gern ein Design für deine zwei Seiten! Oder erstelle dir ein Pinterest-Board zu den beiden.

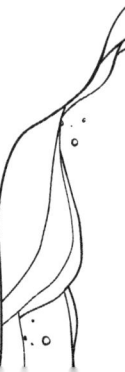

DEINE KRONE

Jetzt wird's *crafty*! Egal, wie weit oder nah du deiner Krönung bist: Wenn du dir deine ganz eigene Krone visualisierst, machst du sie ein Stück realer!

Nutz deine Creatrix-Kraft und baue dir deine Krone – aus Papier, Draht, pflanzlichen Stoffen oder einem anderen Material, das zu deiner Krone passt. Platziere sie dann an einem Ort, wo du sie immer siehst. Schieße ein Foto von ihr mit deinem Handy, damit du deine Krone überall mit hinnehmen und dir anschauen kannst, wenn du sie als Kraftquelle brauchst.

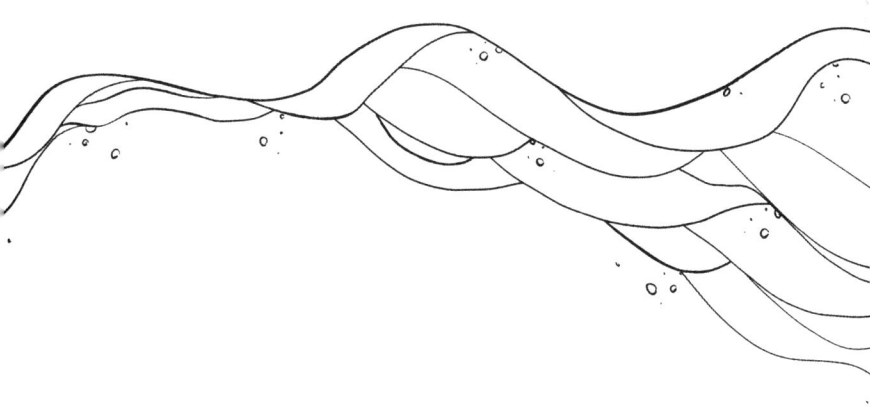

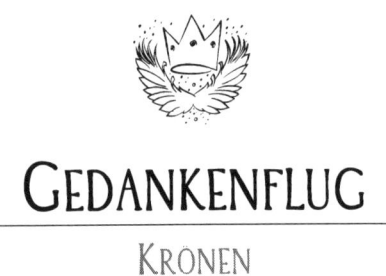

GEDANKENFLUG

KRONEN

DEINE MISSION ALS HELDIN DEINES LEBENS

Du hast in diesem Buch gelesen, wie deine Reise verlaufen könnte. Damit du dein neues Wissen ideal nutzen kannst, ist es wichtig, dass du jetzt deine Mission formulierst!

Sie muss nicht für immer gleich bleiben. Aber sie ist die Mission, mit der du deine bewusste Heldinnenreise beginnst oder fortsetzt.

Du kannst deine Mission komplett frei formulieren oder die folgende Vorlage verwenden. Hauptsache, du formulierst sie und hast sie immer vor Augen!

Ich, (dein Name), bin eine Heldin auf der Reise zu (dein Ziel). Ich will der Welt (deine Substanz) geben und sie mit (deine Essenz) bereichern. Dabei bin ich (Adjektiv, Stärke 1) und (Adjektiv, Stärke 2). Ich respektiere und liebe meine beiden Seiten, meine (deine Bezeichnung für deine feminine Seite aus dem Kapitel »Heilen«) und (deine Bezeichnung für deine maskuline Seite aus dem Kapitel »Heilen«), die mich immer begleiten.

Ich kröne mich zur Heldin meines Lebens voller (Wunsch).

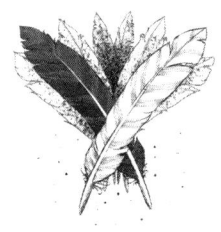

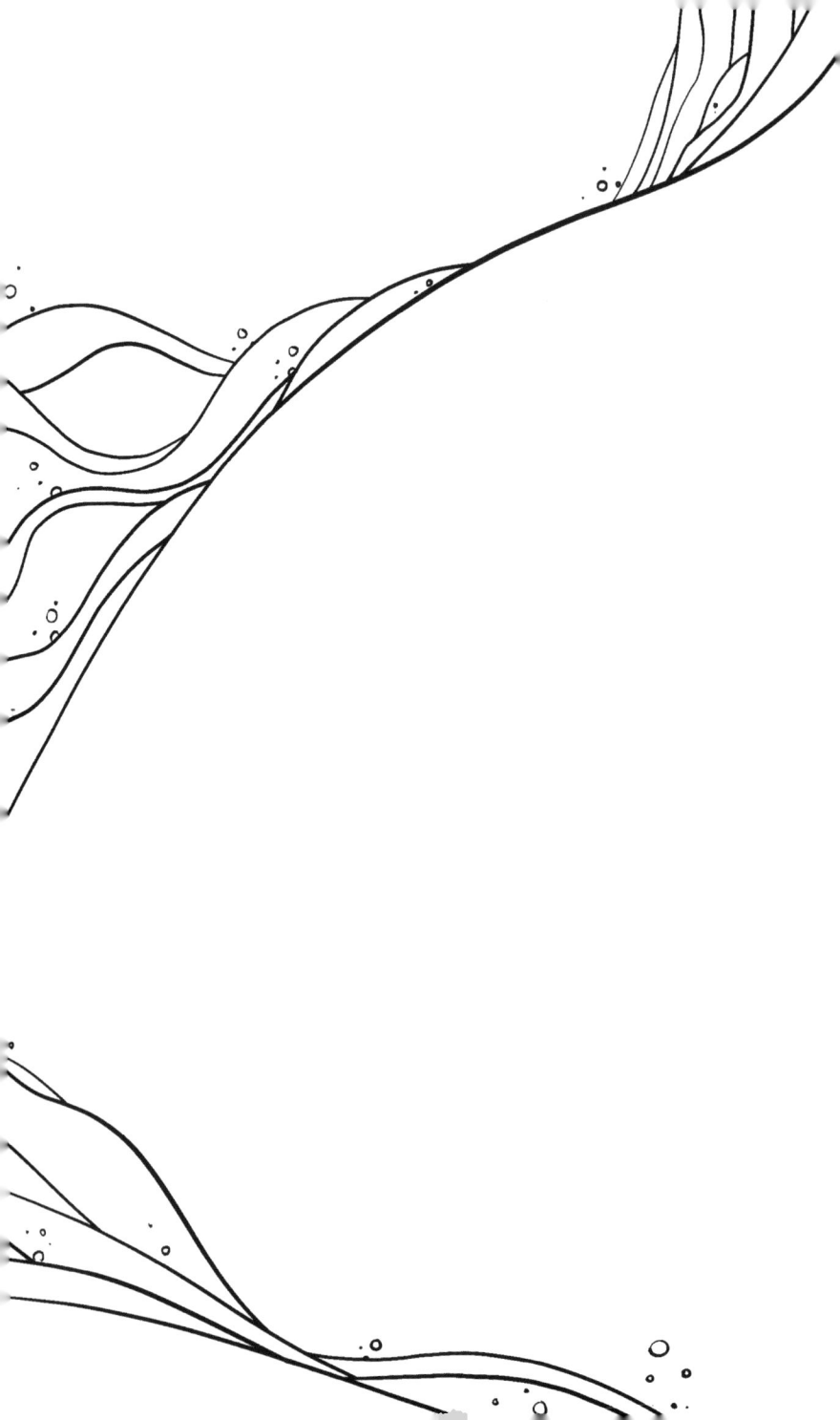

NACHWORT:
DU BIST
FEDERLEICHT FURCHTLOS

Ja, Heldin. Alles, was du in diesem Buch gelesen hast, passiert wirklich – denn du weißt, dass du alles in dir hast, was du brauchst!

Dein Goldstaub folgt dir wie der Schweif einer Sternschnuppe. Du krönst dich zur Heldin deines Lebens. Deine Magie breitet sich weiter und weiter aus, bis sie die Herzen aller Menschen erreicht, die du mit deinem Sein und Wirken berühren willst.

Dein Herz ist stark,
du bist stark,
du bist wundervoll und vollkommen.
Du bist vollkommen wundervoll.
Du bist federleicht furchtlos.

Wirke deine Magie, Heldin!
Wir alle warten schon darauf.
Wir wussten es nur bisher noch nicht.
Zeig uns allen, wie wertvoll du bist!

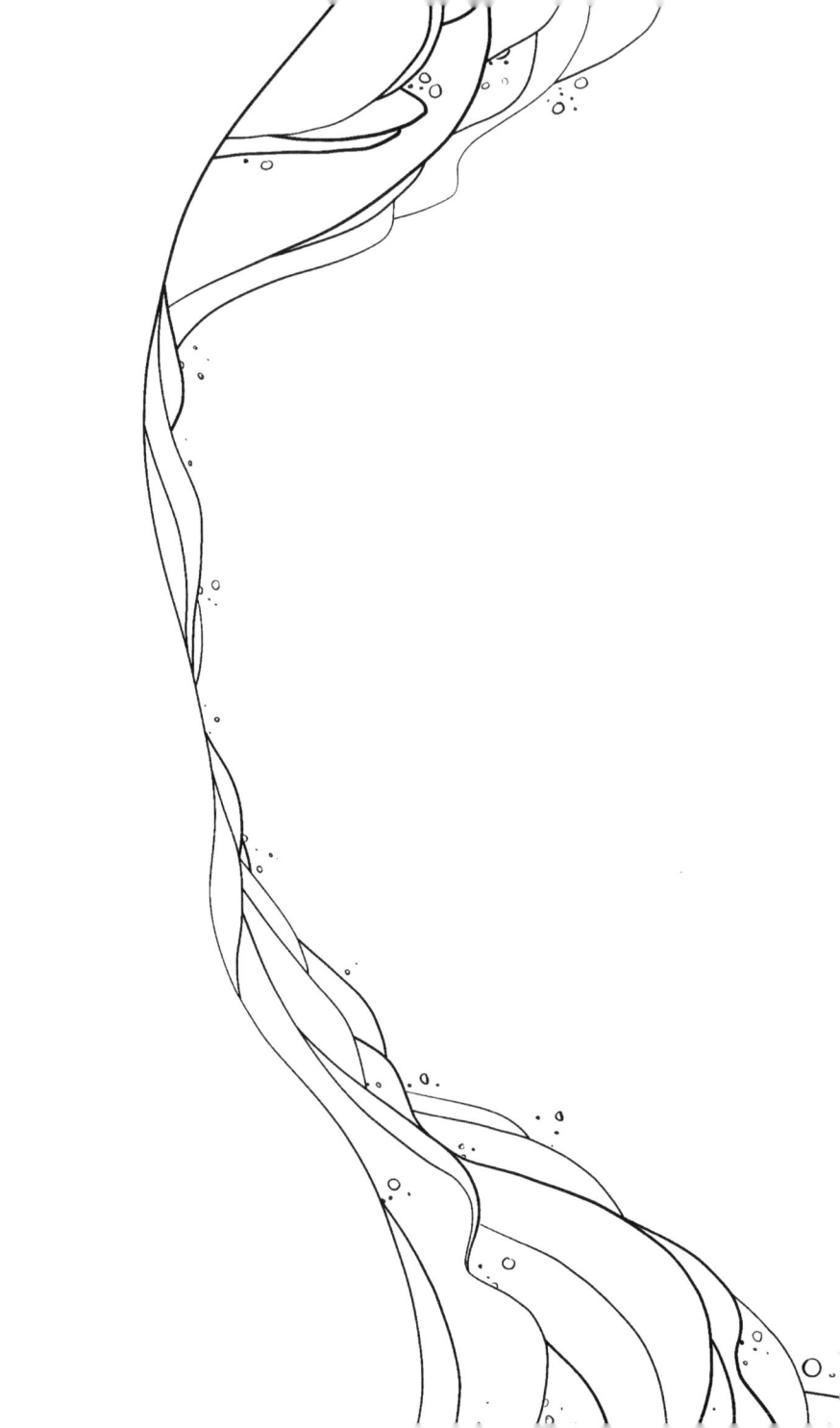

Ressourcen für deine Heldinnenreise

Dein Weg ist eine Reise, auf die du dich zusammen mit Verbündeten begibst. Du bist nicht allein, Heldin! Diese Unterstützung kannst du dir auf viele Arten holen: durch Menschen genauso wie auf andere Weise. In diesem Teil von »federleicht furchtlos« gebe ich dir Impulse. Nutze deine Intuition, um die Art von Hilfe zu finden, die du gerade brauchst oder die am besten zu dir passt.

(Spirituelle) Begleitung

Es dauerte lange, bis ich mir ein Coaching gönnte. Denn wie du weißt, sind sie nicht gerade günstig und außerdem musst du der Coachingperson vertrauen können. Aber *holy guacamole*, es war so hilfreich! Wenn du die richtige Person für dein Anliegen gefunden hast, kann ich dir nur raten, auf deine Intuition zu hören und dich coachen zu lassen.

PSYCHOLOGISCHE BETREUUNG

Manche Probleme liegen tiefer und Selbsthilfe kommt an ihre Grenzen. Dann ist es wichtig, dass du eine Begleitung durch eine psychologisch ausgebildete Person bekommst, die dich im Rahmen einer Therapie oder Onlineberatung unterstützt. Du darfst dir Hilfe suchen, wenn du sie brauchst! Das Bedürfnis nach psychologischer Betreuung ist genauso normal wie das Bedürfnis, bei einem Beinbruch eine Arztperson aufzusuchen. Diese Hilfe steht uns allen zu und es sollte das normalste der Welt sein, wenn wir sie uns holen.

PFLANZENMEDIZIN UND *SACRED PLANTS*

Dieser Pfad ist einer, den du informiert gehen solltest und der nicht von jetzt auf gleich funktioniert. Es gibt so viele Arten von Pflanzenmedizin, die bei der Selbsterkenntnis und Heilung helfen können. Bei Pflanzenmedizin ist es notwendig, über den eigenen Gesundheitszustand (psychisch und physisch) sowie den der Familie Bescheid zu wissen und medikamentenfrei zu sein. Außerdem ist es extrem wichtig, sie bewusst, respektvoll und vorsichtig zu nutzen. Informationsangebote zu diesem Thema findest du auf meiner Website unter dem Link, den ich dir am Ende dieses Kapitels nenne.

Die Magie von »federleicht furchtlos« geht weiter – auch und gerade dann, wenn du dieses Buch beendet hast. Du musst deine Heldinnenreise aber nicht allein schaffen, *remember*?

Auf meiner Website findest du hier aktuelle und
ausführliche Infos zu den hier erwähnten Ressourcen inklusive
Ansprechpersonen und Links zu Anbieter*innen:
https://federrauschen.de/ff-ressourcen

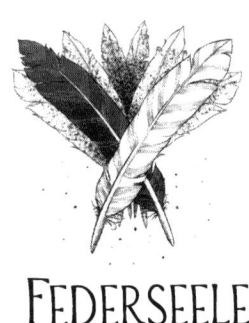

FEDERSEELE

Spürst du den Wunsch nach Veränderung? Willst du federleicht furchtlos sein? Deine eigene Story und deinen eigenen Mythos schreiben und leben?

Wenn du dabei meine Hilfe brauchst, bin ich für dich da. Das Herzstück meiner Arbeit ist mein Angebot »Federseele«, bei dem sich alles um deine persönliche Story dreht. Es wächst ständig mit mir und durch die Held*innen, die ich schon auf ihren Wegen begleiten durfte. Federseele wird immer wertvoller und ich erweitere mein Angebot regelmäßig um neue Erkenntnisse, Methoden und Erfahrungen aus der Mythologie, Philosophie und Psychologie. Ich freue mich, wenn ich auch dir die Hand reichen und mit dir zusammen losfliegen darf, Heldin!

Finde deinen Goldstaub und kröne dich zur Heldin deines Lebens! Alle Informationen zu Federseele, meiner Mythweaving-Methode und weitere Inhalte, die diesem Buch noch mehr Fülle verleihen (Playlists, Videos, Blogartikel etc.), findest du auf meiner Website:
https://federrauschen.de/federleicht-furchtlos

Vernetze dich gern mit mir auf Instagram.
Du findest mich dort unter @federrauschen.

Printed in Poland
by Amazon Fulfillment
Poland Sp. z o.o., Wrocław